DER WILLE ZUR KRAFT

Die 10 Gebote kompromissloser Leistungssteigerung in Bodybuilding & Kraftsport

novagenics

Christian Zippel

Wichtiger Hinweis für den Leser
Die Erkenntnisse der Sportwissenschaft und Medizin unterliegen laufendem Wandel durch Forschung und Erfahrung. Alle in diesem Buch getroffenen Empfehlungen wurden vom Autor mit großer Sorgfalt erarbeitet und geprüft. Das entbindet den Nutzer dieses Werkes jedoch nicht von der Verpflichtung, präventive und therapeutische Entscheidungen in eigener Verantwortung zu treffen.

ISBN 13: 978-3-929002-45-4

Bibliographische Information der Deutschen Nationalbibliothek
Die Deutsche Nationalbibliothek verzeichnet diese Publikation in der Deutschen Nationalbibliografie; detaillierte bibliografische Daten sind im Internet über http://dnb.d-nb.de abrufbar

Christian Zippel:
Der Wille zur Kraft: Die 10 Gebote kompromissloser Leistungssteigerung in Bodybuilding & Kraftsport

3. Auflage Novagenics-Verlag 2021

Titelfoto: Victor Terra (© Alex McKenna 1988), Courtesy Wayne R. Gallasch

Inhalt

Abbildungsverzeichnis

»Alle Schwäche ist Willensschwäche.«
Friedrich Nietzsche [1]

1. Einleitung: Der Wille zur Kraft

Die Geschichte der modernen Körperkultur ist noch sehr jung. Erst seit knapp 100 Jahren ist es erklärtes Ziel vieler Menschen nicht nur sportlich fit zu sein, sondern auch einen möglichst muskulösen und starken Körper zu entwickeln.

Wir glauben, dass wir mit unserer Kultur insgesamt bereits sehr fortgeschritten wären und deshalb glauben wir dies auch über den derzeitigen Stand der Kultivierung des Körpers im Sinne des heutigen Bodybuildings. Doch das hat jede Kultur von sich behauptet und bisher unterlag sie damit auch immer einem Trugschluss.

Die wissenschaftlichen, theoretischen und praktischen Auseinandersetzungen zum Thema Körperentwicklung sowie Muskel- und Kraftaufbau sind in den letzten 100 Jahren bereits weit voran geschritten, doch ihr Verständnis insgesamt befindet sich immer noch in den Kinderschuhen und allzu oft bewegen sich diese auf einem Irrweg.

Die Ziele, die bereits Eugen Sandow 1904 in seinem Buch *Kraft und wie man sie erlangt* festgehalten hat, sind dabei immer noch die gleichen, drohen aber vergessen zu werden: »Den ganzen Körper beharrlich und fortwährend erziehen, so dass er zuletzt zu allem fähig ist, was gesunde Organe und vollkommen entwickelte Muskeln leisten können, das ist Körperkultur. Die Erziehung, kurz gesagt, eines absolut vollkommenen Körpers, das ist Körperkultur. Die Schäden auszumerzen, für die die Civilisation und all die Anhängsel, die sie in ihrer Begleitung mit sich gebracht hat, verantwortlich gewesen sind, indem sie die Menschen ihre Körper leicht vernachlässigen liess, das ist das Ziel der Körperkultur.«[2]

Worauf es bei der Erreichung dieser Ziele wirklich ankommt, wird jedoch bis heute sträflichst verkannt. Dabei hatte doch schon Eugen Sandow vor über 100 Jahren bereits zu Beginn des modernen Bodybuildings eine erste Ahnung: »Willenskraft ist ein mächtiger Faktor, vielleicht der mächtigste in all dem, was die Summe menschlichen Erfolges oder Missgeschickes ausmacht.« [3]

Weder Training noch Ernährung haben ihn zu seinem vorbildhaften Körperbau geführt. Es war die hingebungsvolle Leidenschaft für sein Unterfangen, die so tief in ihm brannte, dass er sein gesamtes Leben mit all seinem Denken und Handeln auf die Ziele der Körperkultur hin ausgerichtet hat. Er warf sein Studium hin, zerstritt sich deswegen mit seinem Vater und lebte nur noch für sein Training und von dessen Erfolg. Sein Wille war stark und fokussiert. Doch alles, was man heutzutage bespricht und thematisiert, bezieht sich primär auf Training und Ernährung. Seit Generationen beschäftigen sich emsige Geister mit diesen beiden Säulen des produktiven Körperbaus. Und welche Fortschritte wurden in dieser langen Zeit errungen? Ich will es Ihnen sagen: Die Entwicklung eines engagierten Natural-Athleten – also eines ungedopten Sportlers – hat sich kaum verbessert.

Seit über 100 Jahren treten wir fast gänzlich auf der Stelle, da wir mit unseren Ambitionen in die falsche Richtung laufen. Seit Jahrzehnten suchen wir und unsere Vorgänger den Grund für die Trägheit unserer Entwicklung in der Art und Weise, wie wir trainieren und uns ernähren. Immer komplexere Trainingssysteme und Ernährungsweisen eignen wir uns an und immer weiter entwickelte Supplements ergänzen unsere Ernährung, bis sie schlussendlich selbst zum Schwerpunkt dieser geworden sind. Doch wir rennen immer noch mit dem Kopf gegen die Wand, ohne dass wir in unserer Entwicklung zufriedenstellend vorankommen würden.

Die unerträgliche Langsamkeit unseres Voranschreitens liegt vor allem darin begründet, dass wir falsche Prioritäten setzen. Schließlich gab es schon vor Jahrzehnten nennenswerte Bodybuilder und Schwerathleten, die auch zu damaligen Zeiten bereits so erfolgreich in der Kultivierung ihres Körpers waren, dass sie selbst nach heutigen Maßstäben zur naturalen Weltspitze ihrer Disziplin gehören würden und das ohne entsprechende wissenschaftliche und industrielle Unterstützung. Nichtsdestotrotz greifen heutzutage immer mehr Athleten zur biochemischen Brechstange und versuchen ihre Schwächen durch hormonelle Unterstützung zu kompensieren. Doch derartig riskante Schritte beheben nicht die Ursachen des Problems, sondern nur seine Symptome. Dies alles läuft deswegen so gewaltig aus dem Ruder, weil viele das klassische Verständnis von wahrem Bodybuilding aus den Augen verloren haben. Unser Ziel hat sich von der Perfektionierung des eigenen Körpers im Sinne von Eugen Sandow hin zur Ausbeutung des eigenen Körpers gewandelt. Maximale Muskulösität und Stärke um jeden Preis, auf Kosten der eigenen Gesundheit. Das einst so honorige Ansinnen ist pervertiert und entsprechend stigmatisiert ist das Thema »Bodybuilding« auch in der Gesellschaft.

Es ist an der Zeit, das wahre Bodybuilding wieder aufleben zu lassen. Ein Bodybuilding, bei dem der Körper im Mittelpunkt steht und nicht auf dem Spiel.

Um dies jedoch zu schaffen, müssen wir lernen, die richtigen Prioritäten zu setzen. Wir müssen erkennen, wie wir unser Potential nutzen können, anstatt es zu gefährden. Ein weit verbreiteter Irrglaube steht uns dabei jedoch noch im Weg. Die meisten sind nämlich der Ansicht, Bodybuilding sei einzig und allein eine Angelegenheit des Körpers. Nur ihm widmen sie ihre Aufmerksamkeit. Aber da haben sie die Rechnung ohne den Wirt gemacht. Der Geist ist es, der den Körper zu beherrschen vermag. Nur wenn sein Wille stark ist, wird ihm auch der Körper folgen. Unzählige bemühen sich tagtäglich mit allen nur möglichen Mittel ihren Körper zur Weiterentwicklung zu bewegen. Der

Grund ihres Scheiterns liegt jedoch viel tiefer: Sie sind von schwachem Charakter und haben einen unsteten Willen.

Bodybuilding ohne den entsprechenden Willen – den Willen zur Kraft – ist wie das Bauen eines Hause ohne Architekten.

Es ist der Wille des Architekten, der den Bau eines imposanten Gebäudes plant, organisiert und leitet. Die Bauarbeiter bauen dann für ihn das Haus gemäß der Vorstellung seines Willens sowie der Möglichkeiten der Physik und der Baustoffe. Wer sich nun jedoch nur mit Training und Ernährung oder sogar hormoneller Unterstützung beschäftigt, der befasst sich auch nur mit bestimmten Bauarbeitern und Baustoffen oder bringt ein paar zusätzliche Schwarzarbeiter mit ins Spiel. Das kann den Bau des Hauses zwar effizienter und schneller werden lassen, aber sind das nicht alles nur Marginalien? Ich frage Sie: Wie viel Einfluss hat wohl ein Bauarbeiter wirklich auf die Konzeption und den Bau eines Gebäudes? Keinen besonderen. Er ist ebenso austauschbar wie all die akzeptablen Trainingssysteme, Ernährungsweisen und Supplements, die es bereits auf dem Markt gibt.

Ich möchte Sie hier und jetzt darum bitten, sich einmal auf die wahren Ursachen zu besinnen. Ich möchte Ihren Blick für das Wesentliche schärfen, Ihnen ein neues Verständnis vermitteln: Hören Sie auf, Bauarbeiter zu spielen und werden Sie stattdessen der Architekt Ihres Körperbaus. Die Entscheidung eines einzelnen Bauarbeiters hat kaum Gewicht. Höchstens ein paar andere Bauarbeiter, die mit ihm in Kontakt stehen, werden geringfügig von ihm beeinflusst. Doch alle Bauarbeiter tanzen nach der Pfeife des Architekten. Sein Wille geschehe. Er ist der unsichtbare Strippenzieher, nach dessen Vorstellung das Haus gebaut wird. Dieser Architekt ist Ihr Wille. In den folgenden Kapiteln werden Sie nun lernen, wie Sie mit ihm arbeiten und nicht gegen ihn. Er bestimmt, was Sie erreichen und wie schnell Sie es erreichen. Ihm sollte der größte Teil Ihrer Aufmerksamkeit gewidmet werden, denn von ihm hängt alles ab. Machen Sie Sich von nun an Folgendes so oft wie möglich bewusst: Erfolg ist nichts anderes als eine Konsequenz der richtigen mentalen Einstellung!

In der gesamten Menschheitsgeschichte ist noch nie etwas wahrhaft Großes ohne den entsprechenden Willen dazu vollbracht worden und wird es auch nie werden. Das Geheimnis des Könnens liegt nämlich im Wollen, wie bereits Guiseppe Mazzini überaus trefflich festhielt.

Auch für Georg Hackenschmidt lag der Schlüssel zu Stärke und Muskulösität vor allem in der kompromisslosen Entschlossenheit des Geistes. In seinem 1935 erschienenen Buch *The Way to Live in Health and Physical Fitness* wird eindringlich darauf hingewiesen, dass harte Arbeit und schweres Training allein nicht in der Lage sind, den menschlichen Körper zu formen und zu stärken. Bevor man nämlich den eigenen Körper kultivieren möchte, muss erst der eigene Wille und seine Stärke kultiviert werden. Erst dann wird man auch große Fortschritte in der körperlichen Entwicklung machen können: »Alle berühmten starken Männer haben ihre Stärke mit Hilfe einer starken Willenskraft entwickelt; sie wollten stark werden und hatten damit konsequent Erfolg.« [4]

In seinem Leben hat er gelernt, dass nur diejenigen Menschen wirklich Erfolg in ihrem Training haben, die durch eine überaus starke Willenskraft aus der Masse hervorstechen. Es gibt unzählige, die von Natur aus eine schwächliche Veranlagung haben, durch eine entsprechend starke Leidenschaft und Hingabe jedoch einen überaus starken und muskulösen Körper aufbauen können. Diejenigen hingegen, die trotz günstiger Veranlagung keinen starken Willen haben, werden auch nie wirklich stark und muskulös; selbst dann nicht, wenn sie vergleichbare Trainingsweisen verfolgen. Es bedarf mehr als nur guter Gene, um wirklich erfolgreich zu sein!

Brooks Kubik hebt in seinem Buch *Dinosaur Training* diese Vorrangstellung des Geistes über den Körper ebenfalls klar hervor: »Die meisten Leuten denken, dass Krafttraining ein rein körperliches Bestreben ist. Nichts könnte ferner der Wahrheit liegen. Training um maximale Größe und Stärke zu entwickeln, hängt viel mehr vom Geist und Willen ab, als vom Körper. In der Tat ist von beidem – der Wille oder der Körper – der Wille bei weitem das Wichtigste.« [5]

Auch Ian King geht im zweiten Teil von *Get Buffed* explizit auf die Macht des Willens über die Entwicklung des Körpers ein: »Ich respektiere und befürworte den Glauben, dass der Wille kraftvoller als der Körper ist. Dass der Wille physische Resultate erzeugt, ermöglicht und verhindert. Deshalb wird der Einfluss von Training und Ernährung von der Kraft des Willens untergraben oder in den Schatten gestellt. Du kannst trainieren und essen, um gewisse Resultate zu erzielen, Dein Erfolg oder Versagen wird jedoch meiner Meinung nach mehr von Deinen bewussten und unbewussten Entscheidungen beeinflusst als von Training oder Ernährung.« [6]

King möchte seinem Leser klar machen, dass die mentale Einstellung mehr Macht hat, als die Handlung selbst, und dass das Ergebnis immer dann am besten sein wird, wenn der Wille und die Handlung übereinstimmen.

Selbst Arnold Schwarzenegger weist in seinem autobiographischen Werk *Arnold: The Education of a Bodybuilder* darauf hin, dass der Wille die Grundlage allen Schaffens ist: »Der Wille ist unglaublich. Wenn Du erst einmal die Herrschaft über ihn erlangt und seine Macht produktiv für Deine Absichten kanalisiert hast, dann kannst Du alles schaffen. Ich meine alles. Das Geheimnis liegt darin, Deinen Willen für Dich arbeiten zu lassen und nicht gegen Dich.« [7]

In den folgenden Kapiteln werden wir uns nun mit diesem Geheimnis auseinandersetzen und lernen, wie wir es in unserem gesamten Leben umsetzen können, um unser Denken und Handeln vollständig auf unser Ziel auszurichten. Es soll uns um nichts anderes gehen, als all das zu erreichen, was mit dem eigenen Körper möglich ist. Der Schlüssel zu diesem Unterfangen liegt in unserem Willen, dem

Architekten unserer psychischen und physischen Entwicklung. Krafttraining und Körperkultur sind somit keine Wissenschaften. Vielmehr sind es Denkweisen und Lebenseinstellungen. Es sind Philosophien der Lebensführung, gebunden an einen freien und starken Willen, der immer mächtiger wird, indem er sich alles andere unterwirft, sich selbst aber nichts und niemandem. In exakt diesem Willen schlummert das Potential zu einem unermesslich starken und muskulösen Körper.

Von hier an ist es sinnvoller, wenn wir uns auf einer etwas direkteren Ebene miteinander unterhalten und vom förmlichen »Sie« zum persönlicheren »Du« wechseln. Ich nehme für mich nämlich keineswegs in Anspruch, eine wissenschaftliche Autorität zu sein, die versucht, Dir von oben herab irgendwelche angeblich »objektiven« Richtlinien aufzuzwängen. Ich bin mir meines subjektiven Standpunktes durchaus bewusst und vertrete meine Ansichten hier nach bestem Wissen und Gewissen und das einzig und allein mit dem Ziel Dir bei Deiner Entwicklung behilflich zu sein. Sieh mich also lieber als erfahrenen Trainingspartner, der Dir auf gleicher Augenhöhe gegenübersteht, und Dir ein paar grundlegende Gebote aus seinem Weltbild anvertraut. Im Studio gibt es nämlich keine Rangunterschiede. Wir haben alle ähnliche Ziele und jeder, der ernsthaft darin bestrebt ist, diese zu erreichen, verdient es auch, entsprechend korrekt behandelt zu werden. Nur so können Anfänger davon überzeugt werden, dass sie hier richtig sind, Routinierte bei der Stange gehalten werden und Profis nicht nur durch ihre Leistungen motivieren, sondern auch ihre Erfahrung sinnvoll anbringen. Wir trainieren alle am gleichen Eisen und das Bild, das wir der Gesellschaft vom Bodybuilding vermitteln, liegt einzig und allein in unserer Verantwortung.

Im Gegensatz zu all den anderen Büchern soll es hier nicht ausschließlich um das gehen, was man auf der Bank drückt oder auf der Bühne präsentiert. Es geht um viel mehr: Es geht um den Menschen hinter der Hantel, hinter der Erscheinung. Es geht um sein Leben, Denken, Fühlen, Glauben und Handeln insgesamt. Es geht um die Erkenntnis, die Nutzung und die Bewahrung seines Potentials.

Wahres Bodybuilding besteht nicht nur aus ein paar Trainingseinheiten in der Woche und einer geregelten Ernährung. Es ist eine Lebenseinstellung und somit eine Vollzeitbeschäftigung. Der Tag hat 24 Stunden und auch die Zeit außerhalb von Studio und Küche sind von enormer Bedeutung für Deine Entwicklung. Je fester Du Dein erwünschtes Ziel in Deinem Geist verankerst und Dein Leben daran orientierst, desto größer werden auch Deine Fortschritte sein.

Ich habe eine begründete Vorstellung davon, wie man ein derartiges Leben führen kann und möchte Dich ganz herzlich dazu einladen, mit mir gemeinsam die entsprechenden Gedankengänge zu verfolgen, die ich in das Gewand zehn simpler Gebote gekleidet habe. In der Hoffnung darauf, dass Du viele hilfreiche Gedanken finden wirst und verinnerlichen kannst, wünsche ich Dir eine motivierende Lektüre der nun folgenden Seiten.

2. Die Stärken und Schwächen Deines Willens

Deine gesamte bisherige Entwicklung von Deiner Geburt an bis zum heutigen Tag, dieser Stunde, dieser Minute, dieser Sekunde und diesem Satz, den Du gerade liest, verlief weit unterhalb der Möglichkeiten Deines Potentials.

Wir Menschen benutzen nur einen Bruchteil unseres Gehirns. Für unsere Muskeln und ihr Potential gilt exakt das Gleiche. Diese Verschwendung der eigenen Möglichkeiten liegt jedoch nicht in einer Begrenzung des eigenen Könnens begründet, sondern vor allem in der Schwäche unseres Willens. Dies wusste bereits der römische Philosoph Lucius Annaeus Seneca: »Die Natur hat dem Menschen Stärke genug gegeben; nur müssen wir sie gebrauchen, müssen unsere Kräfte sammeln und sie sämtlich für uns, nicht gegen uns in Bewegung setzen. In dem Nichtwollen liegt der Grund, das Nichtkönnen ist nur ein Vorwand.« [8]

Dieses Nichtwollen steht für die Schwächen des Willens. Die meisten Menschen verkennen jedoch den destruktiven Charakter einer Schwäche. Sie halten Schwächen einfach nur für die Abwesenheit von Stärke. Dies ist jedoch eine gnadenlose Verharmlosung der wirklichen Verhältnismäßigkeiten.

Schwächen sind Dein größter Feind. Sie werden alleine dadurch immer stärker, dass Du nichts gegen sie unternimmst. Wenn sie einmal Fuß gefasst haben, fressen sie all Deine Stärken auf wie der Rost die Karosserie eines rastenden Wagens. Schwäche gleicht in diesem Sinne einer Krankheit. Wenn Du sie nicht bekämpfst, wird sie Deinen gesamten Körper befallen und im Extremfall Dein gesamtes Leben zum Stillstand zwingen.

Solange Du Dich tagein, tagaus mit den Widerständen des Lebens konfrontierst, kannst Du Dich noch am Leben halten. Je älter Du jedoch wirst, umso geringer werden die Widerstände, mit denen Du Dich konfrontieren wirst. Dann wirst Du immer schwächer, Dich noch mehr schonen, wodurch du noch schwächer wirst und Dich schlussendlich zu Tode schonst. Dann hat die Schwäche ihr Leichenhemd über Dich ausgebreitet und vollends gesiegt. Nun ist sie wie das Unkraut, das Dein Grab überwuchert und jeglichen Lebenstrieb bereits im Keime erstickt.

Dein gesamtes Leben ist somit nichts anderes, als ein beständiger Kampf gegen Schwächen. Je größer die Widerstände sind, mit denen Du Dich konfrontierst, umso stärker wirst Du werden und umso länger und besser wirst Du auch leben. Schlussendlich hört man nicht auf, sich mit hohen Widerständen zu konfrontieren, weil man alt wird. Man wird alt, weil man aufgehört hat, sich mit hohen Widerständen zu konfrontieren. Dann weicht der Zug des eigenen Lebens vom Gleis des Wachstums ab und kehrt auf der Endstation der Altersschwäche ein. So als ob es gar keine Wahl gäbe, nur weil der Begriff »Altersstärke« in unserem Sprachgebrauch bisher nicht verwendet wird. Aber die meisten Menschen denken und leben nunmal nur in den Grenzen ihrer Sprache, die zugleich auch die Grenzen ihrer Welt markieren.

All diese Entwicklungen sind von schleichender Natur. Nichtsdestotrotz finden sie beständig statt, in jedem Moment Deines gesamten Lebens. Just in diesem Augenblick sterben und wachsen Tausende von Zellen in Deinem Körper. Kannst Du es etwa nicht spüren, den Kampf zwischen Leben und Tod? Er tobt jetzt, in diesem Moment in Deinem Körper. Doch was überwiegt? Wachstum oder Abbau? Bist Du ein Mensch der Schwäche oder einer der Stärke? Was für ein Mensch willst Du sein?

Du musst verstehen, dass der Krieg zwischen Leben und Tod im Kosmos der biologischen Zellen Deines Körpers Deine Entwicklung bestimmt. Du musst beständig an Dir arbeiten und jede auch noch so kleine Möglichkeit für Dich nutzen, um Deine Entwicklung zu fördern, indem Du sie forderst. Denn nur das, was Dein Wille vom Leben fordert, wird er auch von diesem bekommen. In diesem Punkt ist die Natur nämlich sehr sparsam. Sie hat Dir ein enormes Potential mit auf den Weg gegeben. Sie hat ihren Teil der Abmachung eingehalten. Sie hat Dir den Vorschlag gemacht, etwas wirklich Großes aus Deinem Leben zu machen. Nun liegt es an Dir, dieses Potential auch zu nutzen. Du musst dafür kämpfen und es wirklich wollen; nur dann wird es Dir auch gelingen. Wenn Dein Wille jedoch nichts mehr will und seine Kraft erlahmt, dann wird die Entwicklung Deines Körpers stillstehen. Doch Stillstand ist Rückschritt. Denn wer rastet, der rostet. Dabei gleicht mir das Verschwenden des eigenen Potentials einer Todsünde. Es wäre ein Verbrechen an der Natur. Der Natur, die Deine Natur ist. Somit wäre es auch ein Verbrechen an Dir selbst. Ein Selbstmord auf Raten.

Leben ist Wachstum und Wachstum ist die Nutzung des eigenen Potentials. Wer somit nicht lebt, um sein Potential zu nutzen, der lebt nicht wirklich. Er ist schwach, vergeudet sein Potential und handelt wider seine Natur. Er ist schon lange tot, obwohl er noch lebt. Hat solch ein Leben überhaupt einen Sinn?

Schwächen sind somit nicht einfach nur Schwächen und vor allem sind sie eines nicht: schwach. Sie sind sogar sehr stark und in gewissem Sinne Anti-Stärken. Sie besitzen ein enormes Potential und streben beständig danach, Deinen Stärken entgegen zu wirken. Sie wollen Deinen Willen brechen. Sie wollen jegliches Wachstum in Dir zum Stillstand bringen. Sie wollen Deinen Tod. Die Abbildung 1 soll Dir verdeutlichen, wie Deine Schwächen ganz real gegen Dich arbeiten, obwohl Dir dies wahrscheinlich nicht einmal bewusst ist.

Es sind unsere Schwächen, die verhindern, dass wir stark sind. Sie hemmen un-

Abb. 1 Der Kampf zwischen Stärken und Schwächen

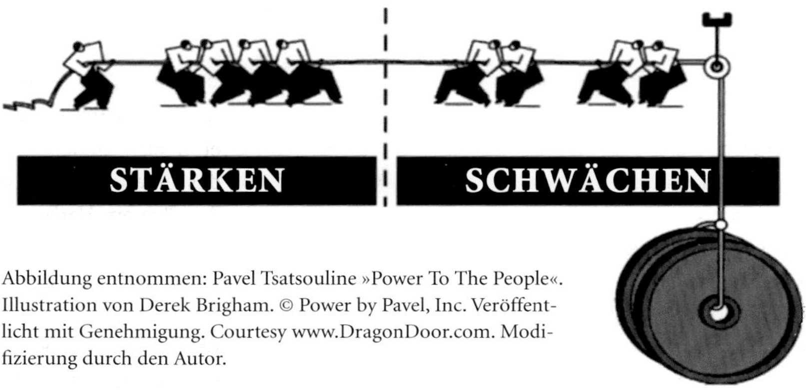

Abbildung entnommen: Pavel Tsatsouline »Power To The People«. Illustration von Derek Brigham. © Power by Pavel, Inc. Veröffentlicht mit Genehmigung. Courtesy www.DragonDoor.com. Modifizierung durch den Autor.

sere Leistungsfähigkeit. Sie bremsen unsere Entwicklung. Alle reden immer nur davon Stärken aufzubauen. Das allein nützt jedoch gar nichts. Ein Mensch ist immer nur so stark, wie seine größte Schwäche es zulässt. Es ist völlig egal, welche Stärken er hat. Solange er auch große Schwächen hat, wird er insgesamt nie stark werden, sondern immer schwach bleiben. Auf das Gesamtbild kommt es nämlich an und nicht auf partikuläre Fähigkeiten. Hier in diesem Buch werden wir uns nun endlich auch einmal schonungslos mit all unseren Schwächen auseinandersetzen. In ihrer Eliminierung liegt der Quell vollkommener Stärke, sprich Leistungsfähigkeit, Entwicklung und Gesundheit, verborgen.

Dass Du so schwach bist und viel weniger Gewicht bewegen kannst, als Dir eigentlich möglich wäre, liegt somit nicht an Deiner Veranlagung oder sonstigen Umständen, sondern an Deinen mannigfaltigen Schwächen. Sie alle sind Schwächen Deines Willens; doch alle von ihnen kannst Du zu Stärken machen, wenn Du Deine Einstellung sowie Deine Denk- und Handlungsweisen gemäß den zehn Geboten dieses Buches optimierst. Nur so werden alle Aspekte Deines Willens an einem Strang ziehen und endlich damit aufhören, sich gegenseitig zu bekämpfen. Erst dann wird Dein Wille sich nicht mehr selbst im Wege stehen, sondern ein einziges Ziel haben, nach dem er all sein Potential ausrichten wird. Erst dann kannst Du Dich wirklich schweren Gewichten und Aufgaben widmen. Es gilt nämlich immer folgender Gedanke von Seneca: »Eine Handlung wird nicht fehlerfrei sein, wenn der Wille nicht fehlerfrei ist; denn von ihm geht die Handlung aus.« [9]

Dein Wille kann Dich stärker machen, besser und schneller. Aber nur, wenn Du ihn auch im Griff und von allen Schwächen bereinigt hast. Dein Verhalten während des Trainings und der Nahrungsaufnahme umfasst jedoch nur einen Bruchteil dieser Aspekte. Somit wird auch klar, weshalb so viele keine nennenswerte Körperentwicklung vorweisen können, obwohl sie im Training und in der Ernährung alles richtig zu machen scheinen. Das Leben besteht nun mal nicht nur aus Training und Ernährung. Es ist viel umfassender, viel komplexer. Erst wenn Du bereit bist, Dich umfassend zu verändern, erst dann wirst Du auch wirklich stark werden.

Körperliche Entwicklungen benötigen Zeit, doch hier geht es um geistige Entschlüsse. Diese kannst Du innerhalb eines einzigen Augenblickes treffen. In diesem Buch geht es vor allem darum, Entschlüsse zu treffen. Entschlüsse, die Dein gesamte Leben auf Wachstum programmieren sollen. Wenn Du diese Entschlüsse einmal gefasst hast, musst Du unbedingt auf ihnen beharren und sie um jeden Preis beibehalten. Nur so werden sie auch wirklich zu Deinen Handlungen und nach gewisser Zeit auch zu Gewohnheiten. Wenn Du es erstmal geschafft hast, all Deine negativen Gewohnheiten durch produktive zu ersetzen, dann wird sich auch Dein Charakter insgesamt und somit Dein gesamtes Leben »auf der Überholspur« befinden, optimieren und verbessern. Dann werden Schwächen zu einem Fremdwort für Dich. Nichts darf Deiner Entwicklung dann mehr im Wege stehen. Und wenn irgendwelche Schwächen Deinen Stärken entgegenwirken, dann müssen diese Schwächen überwunden werden. Je stärker Dein Wille dabei wird, umso einfacher wird Dir auch das Überwinden von Schwächen fallen. Die Stärkung des Willens ist nämlich ein sich selbst verstärkender Prozess, der Dich zusehends immuner gegen Schwächen werden lässt.

Doch noch befinden wir uns am Anfang unserer Reise. Und auch in der Bekämpfung mentaler Schwächen gehen wir genauso vor, wie wir es bereits vom Training her kennen: Schritt für Schritt und einer Vision folgend. Alles andere ist illusorisch und Illusionen sind Schwächen, Visionen hingegen sind Stärken. Erkenne den Unterschied.

Grundlegend geht es doch nur um eine einfache Frage: Wer oder was schwächt Dich und wer oder was stärkt Dich? Das weitere Vorgehen kann dabei klar umrissen werden: Du musst alles aus Deinem Leben verbannen, was Dich schwächt und Dein gesamtes Leben auf Stärkendes ausrichten. Dabei geht es vor allem erst einmal darum, bestehende Widersprüchlichkeiten aufzulösen. Bestimmte Aspekte Deines Willens treiben Dich nämlich dazu an, ernsthaft zu trainieren, aber viele andere Aspekte, Gedanken und Verhaltensweisen Deines Willens, die zum Großteil sicherlich auch unbewusst sind, hemmen Deine Entwicklung. Das ist nur allzu menschlich. Wer jedoch Überdurchschnittliches erreichen will, muss das Durchschnittliche überwinden.

Einen starken und einheitlichen Willen hat man nicht einfach so. Man muss hart an seiner Realisierung arbeiten und auf vieles verzichten, was einem angenehm erscheint, in Wirklichkeit jedoch eine Schwäche ist. Menschen ohne Ziel und ohne Leidenschaft verbringen ihr ganzes Leben in derartigen Täuschungen. Sie werden ausschließlich von ihren Schwächen bestimmt und haben nichts wirklich im Griff. Schwächen neigen nämlich, wie bereits erwähnt, dazu, die Oberhand zu gewinnen. Aus diesem Grund solltest Du Dir folgenden Gedanken ganz fest einprägen: Alles in Deinem Leben, was Du nicht im Griff hast, kann und wird Dich im Griff haben. Anhand des Verhältnisses, wie viele Aspekte Deines Lebens Du wirklich im Griff hast und wie viele Dich, entscheidet sich die Frage, ob Du Dein Leben auch wirklich selbst lebst oder ob Du nur von den Umständen desselben gelebt wirst, ob Du ein willensstarker Mensch bist oder nur ein Zombie.

Viele der in Dir wirkenden Hemmungen und Schwächen sind auch ein direktes Produkt Deiner Umgebung und der Gesellschaft, in der Du Dich befindest. Aus all diesen Sperrgebieten und negativ behafteten Ordnungsprinzipien musst Du ausbrechen. Vieles davon wird Dich sicherlich Überwindung kosten. Einmal angenommene Gewohnheiten zu verändern, ist sehr schwer. Schlechte Gewohnheiten sind nämlich wie ein warmes Bett. Es ist sehr angenehm hineinzugehen. Das Aufstehen und Verlassen hingegen fällt bedeutend schwerer. Aber eines kann ich Dir versichern: Es ist die Mühe wert. Du hast nur ein Leben und Du solltest es für etwas wirklich Großes nutzen!

Wahre Größe erwächst jedoch nur aus Mühe, Schmerz und Überwindung und nicht aus einfacher Lust und niederem Genuss. Da dies jedoch kein leichter Weg ist, bleiben die meisten Menschen ihr Leben lang einfach nur dort, wo sie sich bereits befinden. Sie lassen ihr Potential verdorren wie eine Topfpflanze in der Sahara. Dies ist der Grund dafür, dass so viele Menschen so klein sind und bleiben. Sie verschwenden ihr Potential und sind völlig orientierungslos. Sie können absolut nichts in ihrem Leben und in ihrer Gesellschaft bewegen, da ihnen der Wille dazu fehlt. Doch wo ein Ziel ist, da wird der Wille auch immer einen Weg finden.

Aller Anfang ist klein. Im Kleinen liegt jedoch wahrhaft Großes verborgen. Selbst unser schier unermessliches Universum war zu seinem Beginn kleiner als ein Sandkorn und nun enthält das, was vormals in eine Nussschale gepasst hätte, ganze Planeten, Sterne, Sonnensysteme und Galaxien. Das Universum verkörpert in und durch sich den Willen zu Entwicklung und Wachstum. Du selbst bist Teil dieses Universums und in Dir selbst walten die gleichen Prinzipien, der gleiche Wille: der Wille zur Kraft.

Unzählige Vorbilder haben bewiesen, dass durch einen starken Willen jedes Hindernis überwunden werden kann und dass nichts schwer ist, zu dessen Überwindung der eigene Wille sich selbst antreibt. Das daraus resultierende Gefühl des hart erkämpften Erfolges ist dabei von viel erhabenerer Qualität, als ein solches niederer Gelüste. Es zeugt von wahrer Selbstüberwindung und liegt weit über dem Horizont des Tieres. Ein wirklicher Mensch ist man nämlich nicht nur durch Geburt. Erst wahrhaft großes Denken und Verhalten sowie die gezielte Nutzung des eigenen Potentials unterscheiden ihn von den Tieren.

Also gehen wir es an. Die nun folgenden Gebote werden Dich in Deinem Bestreben unterstützen, Dein gesamtes Leben auf ein einziges Ziel zu programmieren: maximale Fortschritte in Deiner körperlichen Entwicklung. Mein Ansinnen erlaube ich mir dabei, in die Worte Friedrich Nietzsches zu kleiden: »Ich lehre das Nein zu Allem, was schwach macht, – was erschöpft. Ich lehre das Ja zu Allem, was stärkt, was Kraft aufspeichert, was das Gefühl der Kraft rechtfertigt.« [10]

*

3. Die zehn Gebote kompromissloser Leistungssteigerung

3.1 Sei holistisch

»Alles in Deinem Körper ist miteinander verbunden und Isolation ist ein Mythos.« Pavel Tsatsouline [11]

Dein Körper ist eine Einheit. Jedes Mal, wenn Du etwas an ihm veränderst, veränderst Du ihn zugleich auch im Ganzen. Das ist Holismus. Das ist das Prinzip der Ganzheitlichkeit. Selbst Dein Geist ist Teil dieser Einheit.

Mit jedem Gedanken, jedem Atemzug und jeder einzelnen Bewegung übst Du Einfluss auf den Zustand Deines Körpers und somit auch auf Deine Entwicklung aus. Alles, was Du fühlst, denkst, machst und isst, hat eine bestimmte Reaktion zur Folge. Diese Reaktion beeinflusst wiederum viele verschiedene Prozesse, die sich wiederum auf Deine Gefühle, Gedanken und Handlungen auswirken, usw. Du bist somit ein äußerst komplexes Prozessnetzwerk, das beständig mit sich selbst in Rückkoppelung steht.

Nur solange diese Mechanismen reibungslos funktionieren, kann Dein Körper seine Existenz aufrecht erhalten. Du willst jedoch nicht einfach nur leben, Du willst viel mehr. Du willst wachsen. Du willst mehr Muskelmasse und Du willst stärker werden. Dies wird Dir jedoch nur gelingen, wenn Du verstehst, wie Dein Körper funktioniert, denn nur dann kannst Du ihn auch beeinflussen.

Ich meine damit jedoch nicht all das anatomische und biochemische Fachwissen, dass man normalerweise in trainingswissenschaftlichen Büchern vorgesetzt bekommt. Wenn es Dir nur um Muskelmasse und -stärke geht, dann kannst Du dieses Wissen getrost vergessen. Für Deine Zwecke ist es nur Ballast. Es zeugt von nichts anderem, als der immer noch zu stark befahrenen Einbahnstraße der rein analytischen, wissenschaftlichen Vorgehensweise. Begehe nicht den gleichen Fehler. Vermeide es, Dich im Detail zu verrennen.

Worauf es wirklich ankommt, sind die komplexen Zusammenhänge, die Leben und Wachstum überhaupt erst entstehen lassen. Du musst wissen, wie Du diese Prozesse beeinflussen kannst und nicht wie ihre Bestandteile zusammengesetzt sind. Wenn Du ein Bild malen möchtest, musst Du nicht wissen, wie Farbmoleküle aufgebaut sind. Du musst wissen, wie Du durch die gezielte Komposition der richtigen Farbtöne ein Meisterwerk erschaffen kannst. Wenn Du eine Pflanze zur Blüte treiben willst, musst Du nicht wissen wie Photosynthese funktioniert. Du musst sie den Bedingungen aussetzen, unter denen sie am besten gedeiht. Wenn Du Dir dabei jedoch zu viele Gedanken über unwichtige Details machst und versuchst, sie alle mit in Deine Vorgehensweisen einzuplanen, dann wird Deine Pflanze verkümmern, weil Du sie bei dem ganzen hin und her der Gedanken vollständig aus den Augen verlieren wirst. Nicht ohne Grund haben die dümmsten Bauern auch die dicksten Kartoffeln. Es geht somit weniger um reines Wissen.

Es geht vielmehr um Weisheit: um Erfahrung, Pragmatik und Intuition. Der Weise ist nämlich nicht der, der einfach nur alles weiß, sondern der, der zum richtigen Zeitpunkt auch richtig zu handeln weiß. Und dies ist nur möglich, wenn man erkannt hat, was wichtig ist und was nicht.

Zusätzliches Fachwissen ist ganz nett, es hilft Dir jedoch nicht weiter. Vielmehr birgt es sogar ein Risiko. Man kann sich nämlich darin verrennen und dabei auch noch sehr klug vorkommen. Sicherlich kennst Du viele Bücher, Artikel und Beiträge von Leuten, die nur so vor fachwissenschaftlicher Kleingeistigkeit strotzen. Da werden einem alle nur möglichen anatomischen Zusammenhänge und biochemischen Mechanismen entgegengeschleudert, bis man schlussendlich denkt, dass man selbst keine Ahnung mehr hat, obwohl man schon jahrelang dabei ist. Diese Menschen jedoch, die von sich behaupten, sie hätten die meiste Ahnung, haben in Wirklichkeit am wenigsten verstanden. Komplexität ist nämlich nichts anderes, als die Sprache derjenigen, die ihre Gedanken nicht zu Ende gedacht haben, die es nicht geschafft haben, aus Wissen Weisheit zu machen.

Aus allen komplexen Zusammenhängen entstehen immer auch übergreifende Zusammenhänge, die sich von uns Menschen in simple Beschreibungen fassen lassen. So entsteht aus Komplexität Simplexität. Um diese größeren und einfach verständlichen Zusammenhänge muss es Dir gehen, wenn Du produktiv und effizient an Deiner Entwicklung arbeiten willst. Dem Holismus fällt dabei eine Schlüsselrolle zu. Wenn Du ihn verstanden hast, wird es Dir möglich sein, die gesamte Entwicklung Deines Körpers positiv zu beeinflussen. Wer nämlich noch in der Welt der Komplexität gefangen ist, beschäftigt sich nur mit den Kleinigkeiten des Gesamtsystems. Wer jedoch auf die Stufe der Simplexität emporgestiegen ist, versteht die großen Gesamtzusammenhänge des Systems und hat somit einen viel größeren Hebel, mit dem er das ganze System zielgerichtet beeinflussen kann. Denke dabei immer an Archimedes und seinen berühmten Ausspruch über die Macht des Hebelgesetzes: »Gebt mir einen festen Punkt im All, und ich werde die Welt aus den Angeln heben.«

Wenn ein komplexorientierter Gärtner seine Pflanze zur Blüte treiben möchte, dann versucht er jede einzelne Zelle einzeln zu behandeln und zu fördern. Der Simplexgärtner hingegen pflanzt sie einfach nur in eine günstige Umgebung und düngt sie ausreichend. Der Komplexpolitiker versucht jeden Menschen einzeln zu seiner Meinung zu überreden, indem er sich vorher die jeweilige Lebensgeschichte anhört und versucht, individuell zu reagieren. Der Simplexpolitiker hingegen hält im Fernsehen vor allen Zuschauern eine große Rede, die Inhalte umfasst, die jeden etwas angehen. Während der Komplexpolitiker innerhalb einiger Tage nur wenige Menschen von sich überzeugen kann, erreicht der Simplexpolitiker Tausende innerhalb weniger Minuten.

Also erkenne auch Du die Hebelmöglichkeiten und nutze sie. Sei holistisch. Hör auf, Dich mit kompliziertem Kleinkram zu beschäftigen und kümmer Dich um die wirklich großen Zusammenhänge. In Bezug auf Deine Ziele der körperlichen Entwicklung musst Du Dein Augenmerk auf folgenden Punkt richten: Alles, was Du in Deinem Leben denkst und machst, hat Einfluss auf die Entwicklungsprozesse Deines Körpers. Es gibt nichts in Deinem Leben, was keinen Einfluss auf Dich hätte. Selbst der kleinste Gedanke von Dir beeinflusst Deinen Körper und somit auch Deine Entwicklung.

Verneinungen z.B. führen zu mannigfaltigen Hemmprozessen in Deinem gesamten Körper. Probiere es aus. Du wirst es fühlen können. Rede Dir für einen Moment selbst ein, dass Du keine Chance auf eine positive Entwicklung hast, dass Du ein kleines schwächliches Menschlein bist und immer sein wirst. Kannst Du etwa nicht spüren, wie jede Hoffnung aus Deinen Gliedern schwindet, wie die Depression in Dir aufsteigt und sich Deinem gesamten Leben zu bemächtigen scheint? Hast Du überhaupt noch Lust, Dich Tag für Tag zum Training zu schleppen und Dich dort für nichts und wieder nichts abzumühen? Es hat doch sowieso keinen Sinn. Nichts hat mehr einen Sinn. Dein gesamtes Leben ist sinn- und nutzlos. Vergiss es endlich. Spül es mit einem großen Schluck aus der Flasche den Bach Deiner Kehle hinunter. Dein einzig wahrer Freund Johnnie Walker wird Dich dabei begleiten. Mehr als ihn hast Du sowieso nicht. Alle anderen lachen nur über Dich und haben für Dich nichts weiter übrig als Desinteresse.

Das ist natürlich nur Blödsinn, vermittelt jedoch sehr anschaulich, wie wichtig Deine persönliche Einstellung zu Dir, der Welt und Deinem Leben für Deine Grundstimmung und somit auch für Deine Entwicklung ist. Bereits ein paar negative Gedanken können die emotionale Sprengkraft besitzen, um das Selbstbild eines Menschen ins Wanken zu bringen. Gedanken sind sehr mächtig. Wenn Du lernst, diese Macht für Dich zu nutzen, dann wirst Du mehr erreichen können, als es Dir in Deinen kühnsten Träumen vorschwebt. Dafür musst Du jedoch immer holistisch denken. Es ist nicht notwendig, zu wissen, wie Muskelaufbau im Detail vonstatten geht. Du musst nur wissen, dass sich Deine Muskeln immer nur gemäß ihrer Umgebungsbedingungen entwickeln. Sind die Bedingungen günstig, dann wachsen sie auch. Sind sie jedoch ungünstig, dann wachsen sie nicht oder schrumpfen sogar. Bereits ein ungünstiger Einfluss, wie z.B. unregelmäßiger Schlaf oder zu viel Alkohol, kann alles zunichte machen. Nur wenige haben dieses einfache Prinzip auch wirklich verstanden. Viele glauben, die Stagnation ihrer Entwicklung läge an ihren Muskeln und deren Veranlagung oder an einzelnen Aspekten des Trainings und der Ernährung. Hier ist der Horizont jedoch viel zu eng gesteckt. Alles hat Einfluss auf Deine Entwicklung.

Also stell so viele Weichen Deines Lebens wie möglich auf Wachstum und versteif Dich nicht auf Training und Ernährung allein.

Es gibt nicht *das* Trainingssystem, *die* Ernährungsweise oder *das* Supplement. Wer von sich behauptet, er hätte das Patentrezept für sauberes beschleunigtes Wachstum gefunden, der versucht Dich nur zu blenden, um dabei irgendeinen Vorteil für sich zu erhaschen, insbesondere wenn er sein Vorhaben hinter künstlich hochgezüchteter Komplexität zu verstecken scheint. Egal was es ist: Wenn Dir jemand versucht, etwas zu erklären und Du verstehst es nicht, dann liegt es höchstwahrscheinlich daran, dass er selbst es nicht verstanden hat oder er will nicht, dass Du es verstehst, weil er sich dadurch einen Vorteil erhofft.

Es gibt keine Geheimnisse und auch keine Wunder, durch die Du Deine Schwächen einfach überspielen könntest. Sie sind immer da. Du kannst nicht davor weglaufen, denn sie sind ein Teil von Dir. Du musst sie bekämpfen und Du solltest dazu den größtmöglichen Hebel nutzen, der Dir zur Verfügung steht. Verrenne Dich dabei nicht in irgendwelche Komplexitäten. Sei holistisch und nutze den »synergistischen Effekt«. Dieser lässt sich schlicht und einfach mit Aristoteles berühmten Worten beschreiben: »Das Ganze ist mehr, als nur die Summe seiner Teile.« Das bedeutet, dass all die positiven Einflüsse, die Du Deinem Körper zuführst, sich gegenseitig ergänzen und dadurch in ihrer Wirkung noch stärker werden. Ihre Gesamtwirkung ist dabei bedeutend größer, als wenn man ihre Einzelwirkungen miteinander addieren würde. Sie potenzieren sich. Je holistischer Du nun Deinen Willen, Dein Leben, Dein Training und Deine Ernährung ausrichtest, desto höher ist der daraus resultierende synergistische Effekt auf Deine Entwicklung. Je mehr Deiner Gedanken und Handlungen am gleichen Strang ziehen, desto mehr werden sie auch in Deinem Leben bewirken können und sich nicht mehr gegenseitig bekämpfen. Also arbeite vor allem am Gesamtbild, an der Einheit Deines Schaffens und Deine Schwächen werden diesem Ziel folgen wie dem Rattenfänger von Hameln.

3.1.1 Die Gesamtheit Deines Körpers

Wer einfach nur seine Muskeln trainiert, hat weder Ahnung von Bodybuilding noch von Krafttraining. Dein Körper besteht nämlich auch noch aus weiteren Komponenten, denen Du in Deinem Training Aufmerksamkeit widmen solltest, wenn Du aus dem daraus resultierenden synergistischen Effekt Deinen Nutzen ziehen willst. Zu diesen Komponenten gehören neben den Muskeln auch noch das Nervensystem, der passive Bewegungsapparat und bestimmte Muskelrezeptoren. Sie alle gemeinsam beeinflussen, wie viel Kraft und Muskelmasse Du aufbauen kannst. Wirklich effizient wirst Du Dich somit nur entwickeln können, wenn Du auch an der Entwicklung all dieser Komponenten arbeiten wirst.

Für Deinen Körper gilt das Gleiche wie für Gebäude: Je höher Du bauen willst, desto stabiler musst Du bauen und desto mehr Aufmerksamkeit musst Du dem Fundament widmen. Der alleinige Fokus auf Tapeten, Wandfarben und Balkone hat noch keinen Häuslebauer glücklich werden lassen.

Stärke, Stabilität und Sicherheit. Darauf kommt es an. Um diese potentiellen Attribute Deines Körpers realisieren zu können, musst Du sie fördern, wo es nur geht und zwar durch sehr schweres, sehr hartes und sehr regelmäßiges Training mit freien Gewichten.

3.1.2 Holistisches Muskeltraining

»Die schweren Jungs wissen, dass freie Gewichte das natürlichste, vielseitigste, sicherste, effektivste, und effizienteste Trainingsmittel sind. Weißt Du es?« Pavel Tsatsouline [12]

Jeder einzelne der über 600 Muskeln in Deinem Körper gleicht einem Instrument und das gesamte Muskelkorsett einem Orchester. Wenn Du Dir bereits die holistische Denkweise angeeignet hast, wird Dir sicherlich schnell klar werden, wie man ein so überaus komplexes Orchester am besten dirigiert, koordiniert und trainiert, um den synergistischen Effekt nutzen zu können, oder?

Ein Orchester, in dem jeder Musiker für sich alleine spielt, wird nie sehr stark sein. Es wird Koordinationsprobleme haben und seine Musiker werden nur sehr mühsam miteinander arbeiten können. Ein holistisch trainiertes Orchester hingegen wird immer stärker und immer koordinierter werden. Von Tag zu Tag wird es erhabener, indem jeder einzelne Ton in die Harmonie einer perfekt synchronisierten Symphonie eintaucht. Aus der Komplexität der vielen, vielen Einzelinstrumente erwächst die Simplexität des majestätischen Orchesters, das jegliche Bewegung, ja selbst den intensivsten Kraftaufwand, wie ein leichtes Spiel erscheinen lässt und auf gemeinschaftlicher Basis viel mehr Power entwickeln kann, als alle einzeln gespielten Instrumente zusammen. Jedes Instrument des Orchesters selbst bringt viel mehr Power, wenn es Teil des Ganzen ist. Es wird von den anderen mitgerissen und zu noch mehr Leistung angespornt. Wo würdest Du wohl mehr Leistung bringen, wenn Du etwas vorsingen müsstest: bei einem Soloauftritt oder gemeinsam im Chor mit vielen anderen Sängern?

Jeder hat einmal einen schwachen Moment und gibt sich die eine oder andere Blöße oder scheut sich davor, sich eine Blöße zu geben, was noch bedeutend hemmender ist. In der Gemeinschaft jedoch fallen diese Schwächen nicht so stark ins Gewicht und meistens sogar weg. Sie reißt mit und beflügelt. Nur gemeinsam ist man stark. Auch Dein Körper ist nichts weiter, als eine Gemeinschaft aus vielen einzelnen Komponenten. Erst wenn sie alle nach Deiner Pfeife tanzen, kannst Du wahre Power entfesseln. Erkenne dies und handle entsprechend. Für Dein Training kannst Du daraus folgende Grundregel ableiten: »Je mehr vom Körper bei einer Übung involviert ist, desto besser ist die Übung.« Mark Rippetoe [13]

Nur dann ist der synergistische Trainingseffekt am größten, wenn auch möglichst viele Komponenten Deines Körpers an der Bewegung beteiligt sind. Aus diesem Grund sollten Maschinen- und Isolationsübungen für Dich zur Ausnahme gehören. Ich kann Dir auch gerne in Anlehnung an einen Gedankengang des bekannten amerikanischen Trainingsexperten Paul Chek verdeutlichen, weshalb Du diesen Rat befolgen solltest:

Nimm Dir einmal ein für Dich relativ hohes Gewicht fürs Kurzhantel-Bankdrücken vor und gehe soweit, bis Du keine einzige Wiederholung mehr schaffst. Dann wechsle schnellstmöglich zum Langhantel-Bankdrücken über und lege das gleiche Gewicht auf. Ich bin mir sicher, dass Du dort wieder ein paar Wiederholungen schaffst, obwohl es das gleiche Gewicht ist. Im Gegensatz zu den Kurzhanteln ist hier nämlich durch die Langhantel eine größere Stabilität in der Bewegung gewährleistet. Nachdem Du auch hier keine Wiederholung mehr schaffst, kannst Du Dir dennoch sicher sein, dass Du an der Multipresse mit dem gleichen Gewicht immer noch ein paar Wiederholungen schaffen wirst. Das geführte Drücken stellt nämlich so gut wie keine Koordinationsansprüche mehr an Dich. All die stabilisierenden Muskeln die vorher noch arbeiten mussten, werden hier so gut wie überhaupt nicht mehr beansprucht und dementsprechend gering fällt auch ihre Anstrengung aus. Die Arbeit, für die sie von ihrer Natur her vorherbestimmt sind, wird nun von einer Maschine übernommen.

Das ist die Industrialisierung des modernen Bodybuildings. Ihre Opfer sind die tieferliegenden und stabilisierenden Muskeln des menschlichen Körpers. Des Muskels Nahrung ist ihm die Belastung. Durch diese wächst er. Wenn Du nun an Maschinen trainierst, lässt Du den Großteil Deiner Muskulatur verhungern. Der Trainingseffekt für Dein Muskelorchester ist jetzt nur noch verschwindend gering. Weder der Dirigent (das Nervensystem), noch die begleitenden Instrumente (die stabilisierenden Muskeln) werden hier ausreichend gefördert. Sie werden sträflichst vernachlässigt. Daraus resultierend kannst Du mit dieser isoliert trainierten Muskulatur nicht viel im wirklichen Leben anfangen. Das ist so, als würde man einem kleinen Kind die gewohnten Stützräder am Fahrrad ohne Vorwarnung abmontieren und es dann unvorbereitet auf die Straße schicken. Wenn Du Dich dann nämlich mit freien Bewegungen konfrontiert siehst, wirst Du Dich entweder verletzen, da Dein Körper weder die entsprechende Koordination noch Stabilisierung gewährleisten kann, oder Du wirst kaum etwas von Deiner Maschinenkraft einsetzen können, da Dein Körper ob der mangelnden Koordination und Stabilisierung frühzeitige Hemmmechanismen aktivieren wird, um sich vor Verletzungen und Überlastungen zu schützen.

Hinzu kommt, dass genauere Untersuchungen ergeben haben, dass der Aktivierungsgrad in der jeweiligen Muskulatur immer bei den so genannten Mehrgelenksübungen am höchsten ist. [14] Dies ist ein weiterer wissenschaftlicher Beleg des synergistischen Effektes. Er ist der Grund dafür, dass Du all Deine Muskeln immer im Verbund am effektivsten trainieren kannst. Dein Trizeps wird z.B. am besten durch schwere Drückübungen wachsen und nicht durch isolierte Beanspruchungen. Durch die zusätzliche Aktivierung der Brust- und Schultermuskulatur steigt nämlich die Beanspruchung der Trizepsmuskulatur signifikant an. Vertraue also ruhig auf den Rat von Brooks Kubik: »Wenn Du daran interessiert bist, Stärke und Power auf Weltklasseniveau aufzubauen, dann sind Maschinen nahezu immer eine totale und komplette Zeitverschwendung.« [15]

In seinem Werk *Krafttraining. Praxis und Wissenschaft* bringt es Vladimir M. Zatsiorsky auf den Punkt: »Die wichtigste Einschränkung vieler Krafttrainingsmaschinen besteht darin, daß sie entwickelt wurden, um Muskeln zu trainieren und nicht Bewegungen.« [16]

Wie wir jedoch bereits gelernt haben, besteht unser Körper nicht nur aus Muskeln, sondern auch noch aus anderen Komponenten, die wichtig sind, um stark und muskulös zu werden. Wer somit nur seine Muskeln trainiert und nichts anderes, wird keine optimale Entwicklung derselben verzeichnen können. Du musst also Deinen Horizont enorm erweitern und lernen, holistisch zu trainieren. Du musst beständig darin bestrebt sein, die natürlichen Bewegungen Deines Körpers mit immer schwereren Gewichten zu trainieren. Ernsthaftes und ganzheitliches Krafttraining ist nämlich kein Training der Muskeln alleine, sondern ein Training von Bewegungen über den größtmöglichen Bewegungsumfang der beteiligten Gelenke.

Das Nervensystem arbeitet nicht mit Muskeln, es kennt sie nicht einmal. Es arbeitet nur mit Anspannung und Entspannung, es kennt nur Bewegungen. Nur wenn Du diese Bewegungen zu stärken weißt, wirst Du auch wirklich stark werden. Nur so wirst Du auch all die Komponenten trainieren, die beim Maschinentraining vernachlässigt werden.

Je weiter Du voranschreitest, umso mehr geht es darum, härter zu trainieren und nicht länger. Mit ineffektiven Isolations- und Maschinenübungen würdest Du dabei jedoch viel zu viel Zeit verschwenden und sowieso nie soweit kommen, wie es mit schweren Mehrgelenksübungen möglich ist. Nur so kannst Du den natürlichen Bewegungsumfang eines jeden Gelenkes trainieren und genau darauf kommt es an. Der Zuwachs an Stärke ist nämlich sehr spezifisch.

Ein Muskel wird immer nur in dem Bewegungsumfang gestärkt, in dem er auch trainiert wird. Aus diesem Grund solltest Du in ausnahmslos allen Übungen den maximal möglichen Bewegungsumfang anstreben und auch trainieren. So ist es z.B. beim Bankdrücken absolut kontraproduktiv, die Arme nur bis in die Waagerechte abzusenken. Auf diese Weise schont man nämlich das Schultergelenk und das Bewegungspotential der beteiligten Muskulatur, Knochen, Bänder und Sehnen für den nicht trainierten Bewegungsumfang. Schonen ist doch gut, denken sich sogar viele Trainer und empfehlen genau diese Vorgehensweise. Wer dies jedoch so sieht, der denkt nur von 12 bis Mittag. Natürlich müssen insbesondere unsere Gelenke geschützt werden, aber Schonung ist hier genau das Gegenteil von Schutz. Wenn wir nämlich am Widerstand wachsen, dann verkümmern wir konsequenterweise an der Schonung. Wir wollen unseren Körper aber trainieren und für die Widerstände des Lebens wappnen. Schutz entsteht somit nicht durch passive Schonung, sondern durch aktive Belastung. Wenn wir nun jedoch einzelne Aspekte – wie z.B. bestimmte Bewegungsbereiche der Gelenke – aus dem Training ausblenden, dann werden sie verkümmern. Eine Kette ist aber immer nur so stark wie ihr schwächstes Glied und wer nun beim Bankdrücken immer nur halbe Bewegungen trainiert, der wird im realen Leben auch nie etwas Schweres von sich wegdrücken können, was sich bereits zu nah an ihm befindet. Da gibt es nämlich eine ganz klare Regel: Was man nicht trainiert, wird auch nicht stark.

Zusätzlich werden Muskeln auch nur in exakt dem Bewegungsprogramm gestärkt, in dem sie trainiert werden. Wenn nun z.B. der Quadrizeps im Beinstrecker isoliert trainiert wird, dann kann der Körper diese Kraft im normalen Leben so gut wie überhaupt nicht einsetzen, da bei keiner einzigen natürlichen Bewegung der Quadrizeps alleine genutzt wird. Diese natürlichen Bewegungen sollten wir uns jedoch immer zum Vorbild nehmen. Hier wären das die Bewegungen des (Knie-) Beugens und (Kreuz-)Hebens, die unsere gesamte Beinmuskulatur einheitlich so stärken werden, dass wir die trainierte Kraft und Stabilität auch in unserem Leben außerhalb des Studios benutzen können. Wir können somit folgendes festhalten: Unter den normalen Bedingungen Deines Daseins arbeiten Deine Muskeln (sowie auch alle weiteren Komponenten Deines Körpers) immer im Verbund zusammen. Aus diesem Grund sollte man sie unter normalen Umständen auch nie isoliert trainieren.

Isolationstraining ist somit nur ein Training für unnatürliche Maschinenbewegungen. Um die Kraft jedoch nicht nur im Studio, sondern auch in der Außenwelt benutzen zu können, sind komplexe Mehrgelenksübungen, die sich die natürlichen Bewegungen des Hebens, Beugens, Drückens und Ziehens zum Vorbild genommen haben, die einzig sinnvolle Option. Nur so wirst Du auf gesunde und natürliche Weise stärker und muskulöser werden und zwar in allen Lagen und Bewegungen Deines Lebens.

Selbst wenn Du für das Training lebst, solltest Du in Deinem Training auch immer an Dein Leben denken. Alles andere gleicht einem unbedachten Vorgehen, in dem einzelne Muskeln nur isoliert und über eingeschränkte Bewegungsumfänge trainiert werden, ohne auch nur einen einzigen Moment an ihre Koordination und Stabilität zu denken. Weshalb solltest Du so etwas machen? Schraubt sich etwa ein Radprofi, der für sein nächstes Rennen trainiert, auch wieder Stützräder an sein Fahrrad? Das Ergebnis der daraus resultierenden Bewegungsmöglichkeiten wird der Funktionalität und Geschmeidigkeit von Mary Shelleys Frankenstein in nichts nach stehen.

Anstatt Deine Zeit mit Isolationsübungen zu verschwenden, solltest Du Dich lieber im nächsten Gewichtheberverein in die Kunst des Gewichthebens einweisen lassen. Nicht nur die komplexen Übungen des Reißens und Stoßens insgesamt, sondern auch der enge und weite Zug, die tiefe Front- und Überkopfkniebeuge, das Umgruppieren, das Unterhocken sowie das Schwungdrücken an und für sich werden Dir nicht nur koordinativ, sondern auch schnell- und maximalkrafttechnisch bedeutende Dienste erweisen. Im Verbund mit den Übungen des schweren Hebens, Beugens, Drückens und Ziehens machen sie aus Deinem Körper eine gewaltige Kraftmaschine, die es im Gegensatz zu vielen anderen Pumpern nicht an der notwendigen Schnellkraft und Koordination ermangeln lässt. Außerdem wirst Du dadurch insgesamt fitter und Spaß macht es obendrein. Wenn Du Deine Aufmerksamkeit von Isolationsübungen hin zum Gewichtheben wendest, kannst Du nur gewinnen.

3.1.3.1 Die Rolle Deines Nervensystems

»Oft ist nicht die Muskulatur, sondern das Nervensystem der limitierende Faktor in der Kraftproduktion.« Christian Thibaudeau [17]

Die Effizienz Deines Nervensystems entscheidet darüber, wie viel Power Du aus der Muskelmasse herausholen kannst, die Du bereits jetzt hast. Das ist von enormer Bedeutung für Dich, denn je größer diese Power ist, desto mehr Gewicht kannst Du bewegen und desto bessere Wachstumsreize kannst Du damit setzen.

»Es wird angenommen, dass eine durchschnittliche Person bei höchstmöglichem Einsatz nur 20-30 % ihrer Muskulatur anspannen kann. Selbst ein Spitzengewichtheber benutzt nicht mehr als 50 % seiner beeindruckenden Muskulatur. Deine Muskeln sind bereits jetzt dazu fähig, ein Auto anzuheben. Sie wissen es nur noch nicht.« Pavel Tsatsouline [18]

Die Entfaltung des Kraftpotentials, das in Dir schlummert, ist zu einem gewichtigen Teil funktionell bedingt und nicht nur rein strukturell. Du solltest somit immer auch darin bestrebt sein, die Fähigkeiten Deines Nervensystems ausreichend zu trainieren.

Hier geht es vor allem um die inter- und intramuskuläre Koordination. Erstere verbessert die Zusammenarbeit der einzelnen in einer Bewegung beteiligten Muskeln untereinander und letztere die der Muskelfasern innerhalb eines Muskels. Beides lässt sich am besten durch technisch einwandfrei durchgeführte Mehrgelenksübungen trainieren. Jedoch geht es hier nicht darum, dass Nervensystem bis zur Erschöpfung zu treiben. Es geht darum, es effizienter zu machen und seine Fähigkeiten zu schulen. Dies geht aber nur, solange es nicht erschöpft ist. Sobald die Erschöpfung mit ins Spiel kommt, werden die Bewegungen nämlich unsauber und die Koordination leidet darunter, da sich diese unsauberen Bewegungsabläufe im Nervensystem einprägen. Auf diese Weise werden jedoch unsere Bestrebungen eine möglichst optimale Koordination zu erreichen zunichte gemacht.

Indem wir darin bestrebt sind, die Erschöpfung möglichst gering zu halten, können wir beim Training des Nervensystems völlig anders vorgehen, als beim normalen Muskeltraining der akkumulierten Erschöpfungszustände. Wir trainieren hier nämlich nicht für Wachstum, sondern eine Fähigkeit. Wir müssen somit nichts (zer)stören, damit es stabiler und größer wieder aufgebaut wird. Wir üben nur so oft wie möglich eine bestimmte Bewegung gegen einen möglichst hohen Widerstand. Je öfter wir dies üben, desto besser werden wir dabei und desto leichter wird uns das jeweilige Gewicht erscheinen. Hier werden wir somit stärker, weil unsere Bewegungen koordinierter, sprich effizienter, werden und nicht etwa, weil die kontraktilen Elemente unserer Muskulatur zunehmen, sprich hypertrophieren, würden. Die trainingsbedingte (Zer-)Störung des Bewegungsapparates muss hierbei sogar möglichst gering gehalten werden, damit die notwendig hohe Trainingsfrequenz überhaupt erst realisierbar wird. Wir erreichen dies, indem wir einerseits das Volumen drastisch herunterschrauben und andererseits auf jegliches Muskelversagen verzichten. Ansonsten würde uns die notwendig werdende Regeneration nämlich einen Strich durch die Zeit-Rechnung machen.

Näher betrachtet verwenden wir somit in den entsprechenden Trainingseinheiten ein möglichst hohes Gewicht aber nur für so wenige Sätze mit so wenigen Wiederholungen und so langen Pausen zwischen den Sätzen, dass weder lokales Muskelversagen noch generelle Erschöpfung auftreten können. Wenn man z.B. im normalen Muskeltraining mit einiger Anstrengung 95 kg dreimal beugen kann, sollte man hier ein Gewicht verwenden, das man ca. sechsmal beugen kann (z.B. 85 kg). Mit diesem Gewicht könnte man nun bei einem rein nervensystemspezifischen Training z.B. nur 3 Sätze mit je 3 Wiederholungen ausführen. Die Pausen zwischen den Sätzen sollten mehr als nur ausreichend sein, damit man sich nach dem Satz wieder so frisch und ausgeruht fühlt wie vor dem Satz (z.B. 3 Minuten). Bereits diese insgesamt 9 Wiederholungen pro Trainingseinheit reichen völlig aus – eine entsprechend hohe Trainingsfrequenz vorausgesetzt – um die Effizienz des Nervensystems für die Bewegung der Kniebeuge optimal zu trainieren. Man muss sich somit bremsen, wird dafür aber alles andere als erschöpft und meistens sogar frischer als zuvor aus dem Training herausgehen. Natürlich macht man dann am besten auch noch gleich ein oder zwei weitere Übungen in dieser Trainingseinheit, wie z.B. Bankdrücken und Klimmzüge mit Zusatzgewicht, um die Koordination des gesamten Körpers zu trainieren, darf es hier aber auch nicht übertreiben.

Weniger ist hier mehr. Genauer: Weniger Volumen, Muskelversagen und Erschöpfung bedeuten mehr Übung und somit Training für das Nervensystem. Wer nämlich so, wie hier beschrieben, vorgeht, wird dieses Training mehrmals die Woche ausführen können. Auch wenn es für viele die sich bisher nur mit reinem Muskeltraining befasst haben, sehr unglaubwürdig klingen mag, so ist es auf diese Weise möglich, ohne Probleme bis zu fünfmal die Woche schwer zu drücken, ziehen und beugen oder heben. Das Erfreuliche dabei ist auch noch, dass unser Nervensystem überaus lernfähig ist und bei entsprechend hoher Trainingsfrequenz und korrektem Vorgehen sehr schnell sehr starke Kraftzuwächse verzeichnet werden können. Insofern man bereits über ein einigermaßen gutes Muskelgefühl verfügt und während des Satzes noch kein drohendes Muskelversagen spürt, kann man ruhig bei der nächsten Trainingseinheit mehr Gewicht auflegen. Sobald jedoch Muskelversagen auch nur zu drohen scheint, sollte man den Satz unterbrechen oder zumindest das Gewicht für ein paar Tage bzw. Trainingseinheiten, was ja hier fast auf das Gleiche hinauskommt, beibehalten.

Dabei liegt der Fokus neben dem Vermeiden jeglicher Erschöpfungszustände immer auf einer einwandfreien Technik der komplexen Mehrgelenksübungen. Jede Form von Maschinentraining verbietet sich hier verständlicherweise. Schließlich würde dieses die Koordination der Muskeln nicht fördern, sondern durcheinander bringen, da die stabilisierende Muskulatur außen vor gelassen wird.

Insbesondere Athleten anderer Disziplinen sollten sich vor Trainingsmaschinen mit vorgegebenem Bewegungsablauf hüten. Die Gefahr, dass bereits erlernte Koordinationsfähigkeiten dadurch gestört werden, ist nämlich durchaus gegeben. Aber auch für Dich gilt Ähnliches. Jegliches Training an Maschinen wirkt sich störend auf Deine Koordination bei den wirklich wichtigen Bewegungen aus und sollte somit weitestgehend vermieden werden.

3.1.3.2 Die Programme Deines Nervensystems

Mutter Natur hat Dir viele nützliche Verhaltensprogramme mit auf den Weg gegeben, die Du Dir bewusst machen solltest, damit Du sie auch für Dein Training nutzen kannst. Nur ein paar will ich Dir hier vorstellen. Aber dafür musst Du Dich dem Buch ein bisschen nähern. Bitte bewege Deinen Kopf auf das Buch zu, so als wenn Du etwas Unleserliches entziffern wolltest. Und schon ist es passiert. Hast Du es gemerkt? Was ich meine? Ich meine das unbewusst in Dir ablaufende Programm, dass Dein Körper immer intuitiv der Bewegung Deines Kopfes folgt.

Du musst mit offenen Augen durch Dein Leben gehen, damit Du derartige Programme auch erkennst. Dieses hier kannst Du z.B. ganz pragmatisch nutzen, indem Du die Aufwärtsbewegung (positive/konzentrische Phase) beim Heben oder Beugen immer mit einer Aufwärtsbewegung Deines Kopfes einleitest. Auf diese Weise wirst Du Deinen Rücken besser aufrecht halten können, als wenn Du es Dir bewusst vornehmen würdest. Unbewusst ablaufende Programme sind in der Regel nämlich stärker als bewusste Vorsätze.

Ich kenne das sehr gut aus eigener Erfahrung: Man kann einem Trainingspartner dutzende Male sagen, dass er seinen Rücken beim Beugen und Heben möglichst aufrecht und gerade halten soll, aber das geht meistens in das eine Ohr rein und durch das andere wieder heraus. Wenn man ihn jedoch dazu anhält, die Aufwärtsbewegung mit dem Kopf einzuleiten, dann funktioniert es auf einmal wie geschmiert.

Genau das ist es, was ich mit dem Erkennen und Nutzen der Hebelwirkungen beim holistischen Training meine: Du musst nicht auf die korrekte Stellung jedes einzelnen Deiner Rückenwirbel achten. Du musst Dich nur an eine simple Vorgehensweise halten und der Rest erledigt sich in Folge von ganz alleine, sprich unterbewusst und intuitiv.

Es gibt auch noch viele weitere Wege, durch kleine Änderungen in Deinem Training bedeutende Fortschritte in Richtung Effizienz und Sicherheit zu ermöglichen: Wenn Du z.B. bei all Deinen Übungen nicht immer nur die Agonisten sowie deren Unterstützer und Stabilisierer (die Synergisten) in die Übung miteinbeziehst, sondern auch noch deren Gegenspieler (die Antagonisten), dann wird Deine gesamte Übungsausführung gleich viel sauberer und kontrollierter, da die Stabilität des beteiligten Gelenkes nun von beiden Seiten aus gewährleistet wird. Bei allen Drückübungen, wie z.B. Front- oder Bankdrücken, solltest Du somit auch immer Deine gesamte Zugmuskulatur, sprich Rücken und Bizeps, kontrolliert einsetzen, um einerseits die negative Phase besser kontrollieren und die positive Phase kraftvoller ausführen zu können. Sehr gut lässt sich die Produktivität dieses Vorgehens am Beispiel der Kniebeuge verdeutlichen. Stell Dich bitte einmal kurz hin und führe ein paar ganz normale Kniebeugen aus und spüre dabei den Bewegungsablauf in Deiner Beinmuskulatur. Nun wiederhole das Ganze mit nur einer kleinen Erweiterung: Spanne während der Abwärtsbewegung (der negativen/exzentrischen Phase) ganz bewusst Deine hintere Oberschenkelmuskulatur (den Beinbizeps) an. Du wirst fühlen, dass sich die Bewegung nun viel kontrollierter ausführen lässt. Das ist gut, denn Kontrolle bedeutet Stärke.

Weiterhin möchte ich Dich auf ein Programm aufmerksam machen, dass als Paradebeispiel für das holistische Training herhalten kann: »Das Gesetz der Irradiation (Ausstrahlung). Es besagt, dass ein hart arbeitender Muskel die benachbarten Muskeln miteinbezieht, und wenn diese bereits Teil der Bewegung sind, erhöht es ihre Stärke.« Pavel Tsatsouline [19]

Jedes Mal, wenn einer Deiner Muskeln kontrahiert, strahlt die Energie seiner Anspannung auf die um ihn herumliegenden Muskeln aus und erhöht auf diese Weise die Intensität ihrer Kontraktion. Dein ganzer Körper ist somit insgesamt stärker, als die Summe der Stärke seiner einzelnen Muskeln. Das bedeutet, dass z.B. Dein Trizeps beim Bankdrücken umso stärker wird, je stärker Du Deine Unterarmmuskulatur mit ins Spiel bringst. Der synergistische Effekt lässt grüßen.

Um nun in den vollen Genuss der Irradiation zu kommen, solltest Du bei jeder einzelnen Übung versuchen, so viele Muskeln Deines Körpers so stark wie möglich anzuspannen. Insbesondere durch die Aktivierung der Rumpfmuskulatur kannst Du so wahre Power entfesseln.

»Irradiation mit schweren Gewichten und ›großen‹ Übungen ist die beste und effizienteste Alternative zu der Lego-Methode von Millionen isolierten Bewegungen.« Pavel Tsatsouline [20] Wenn es nämlich an der notwendigen Körperspannung mangelt, wird es Dir überhaupt nicht möglich sein, den Einsatz Deiner Stärke optimal auf die Hantel übertragen zu können. Je stärker Dein Körper hingegen unter Anspannung steht, desto besser kannst Du auch Deine Kraft gegen den Boden oder die Bank auf die Hantel übertragen und desto geringer werden auch die Verluste derselben sein. Wenn Du mir nicht glauben möchtest, kannst Du ja mal schwere Kniebeugen auf einer weichen Matratze oder einarmige Liegestütze ausprobieren. Dann wirst Du sehen, wie wichtig eine möglichst optimale Kraftübertragung ist.

Die weit verbreitete Manier, die einzelnen Muskeln des Körpers isoliert zu trainieren, während alle anderen Muskeln entspannt bleiben, ist somit keine Option für Dich. Wenn Du einen aus isolierten Muskeln aufgebauten Frankensteinkörper haben willst, okay, dann kannst Du so vorgehen. Wenn Du aus Deinem Körper jedoch eine hochfunktionale Kraftmaschine machen willst, dann weißt Du nun, was Du zu tun hast.

3.1.4 Dein passiver Bewegungsapparat

Sowohl das Knochengerüst, als auch die Bänder (Verbindung zwischen den Knochen) und die Sehnen (Verbindung zwischen Muskel und Knochen) spielen eine tragende Rolle in Deinem Körper. Dabei hast Du es jedoch bei weitem nicht mit totem Material zu tun. »Im Grunde sind es letztendlich die Knochen, die das Gewicht der Hantel tragen. Knochen bestehen aus lebendem, auf Belastung reagierendem Gewebe, ebenso wie Muskeln, Bänder, Sehnen, Haut, Nerven und Gehirn. Es passt sich ebenso wie jedes andere Gewebe an Belastung an und wird dichter und härter als Reaktion auf schwereres Gewicht.« Mark Rippetoe [21]

Du kannst Deinen passiven Bewegungsapparat also trainieren und solltest dies auch machen. Erst seine Stärke ermöglicht die Stärke Deiner Muskulatur: »Es ist nicht von Bedeutung, wie groß ein Muskel ist; wenn die Sehne nicht die übertragende Kraft besitzt, ist der Muskel nutzlos. (...) Es ist die Kraft der Sehne, die den von der Muskelkontraktion erzeugten Zug aufrecht erhält und erst so wahrhaft große Stärke ermöglicht.« Arthur Saxon [22]

Falls dieser Aspekt des holistischen Trainings jedoch übergangen wird, kommt es zu einem Ungleichgewicht zwischen aktivem und passivem Bewegungsapparat, der entsprechende Verletzungen und Entwicklungsprobleme zur Folge haben kann und wird.

Der passive Bewegungsapparat wird bereits sehr gut beim schweren Training mit Mehrgelenksübungen beansprucht. Zu beachten ist hierbei insbesondere, dass man bei jeder Übung nicht nur über den vollen Bewegungsumfang trainiert, sondern auch am Endpunkt der Bewegung die Gelenke voll durchstreckt und kurz pausiert. Erst so wird der passive Bewegungsapparat ausreichend beansprucht und somit auch trainiert.

Es wird viele Leute geben, die Dir weismachen wollen, dass dies schädlich für die

Gelenke sei und für das Training schlecht, da so die Belastung vom Muskel genommen wird. Derartige Statements gehen jedoch auf diejenigen Leute zurück, die auch empfehlen, Muskeln (und nur Muskeln) isoliert und an Maschinen zu trainieren und für die alle weiteren Aspekte des Körpers nicht zu existieren scheinen. Hör nicht auf sie. Hör lieber auf Pavel:

»Deine Gelenke sind dazu bestimmt, durchgedrückt zu werden und Gewicht zu tragen. Es ist sogar vielmehr so, dass Du nie wirklich stark wirst, wenn Du sie nicht mit Belastung konfrontierst.« [23]

3.1.5 Die Macht Deiner Muskelrezeptoren

Die Rezeptoren der Muskulatur haben großen Einfluss auf Deine Fähigkeit Kraft zu entfalten und somit indirekt auch auf das Wachstum Deiner Muskulatur. Beständig informieren sie Dein Nervensystem über den Zustand und die Bewegungen jedes einzelnen Deiner Muskeln. Insbesondere die Wirkung des so genannten Golgi-Sehnenorgans, welches sich am Übergang des Muskels zur Sehne befindet, ist für Dich von Bedeutung. Dieses regelt den jeweiligen Spannungszustand Deiner Muskulatur und entscheidet somit in gewissem Sinne, wie viel Spannung Du in Deiner Muskulatur während Deines Trainings erzeugen kannst. Vor allem ist es die Aufgabe dieses Organs zu hohe Spannungszustände zu vermeiden und durch eine Hemmung des aktivierten Muskels (des Agonisten) zu unterbinden.

Derartige Prozesse sind Dir natürlich nicht bewusst. Dennoch kennst Du ihre Auswirkung sicherlich aus eigener Erfahrung: Wenn Dir beim Training mit wirklich schweren Gewichten die Muskeln nicht mehr weiterhelfen wollen und Du das Gewicht keinen Zentimeter mehr bewegen kannst, obwohl Du vom Stoffwechsel Deines Körper her (also metabolisch) betrachtet, überhaupt noch nicht erschöpft bist. Genau dann macht Dir die Sensibilität Deines Golgi-Sehnenorgans einen Strich durch die Rechnung. Es will Dich zwar nur vor Verletzungen schützen, nichtsdestotrotz solltest Du ihm klar machen, dass Du entscheidest, wann Schluss ist und nicht irgend ein Teil von Dir. Du kannst es nämlich dazu konditionieren, seine Hemmschwelle herabzusetzen.

Dies erreichst Du einerseits dadurch, dass Du neben Deiner Muskulatur auch damit beginnst, Deinen passiven Bewegungsapparat zu trainieren und andererseits durch die gezielte und kontrollierte Belastung Deines Körpers mit supramaximalen Widerständen. Ersteres entfernt die Hauptursache für eine erhöhte Hemmschwelle, nämlich eine Dysbalance zwischen den beiden Bewegungsapparaten und Letzteres baut nicht nur ebenfalls den passiven Bewegungsapparat auf, sondern zusätzlich auch noch durch gezielt eingesetzte Überlastung die Hemmschwelle des Golgi-Sehnenorgans ab. Um dies zu ermöglichen, reicht es bereits aus, regelmäßig ein Gewicht, welches sich über Deinem Maximum befindet, für eine gewisse Zeit in der so genannten Lockout-Position (mit durchgestreckten Gelenken) zu halten. Dass Du dabei durch Trainingspartner, Power Rack o.ä. entsprechend auf

Deine Sicherheit achten wirst, setze ich natürlich voraus.

3.1.6 Just Raw – keine Hilfsmittel

Solange Du nicht bei Wettkämpfen im Gewichtheben oder Kraftdreikampf antrittst, solltest Du jegliche materielle Unterstützung in Form von Bandagen, Gürtel, Zughilfen, Bankdrückshirts oder Hebe- und Beugeanzügen aus Deinem Training verbannen. Sie alle sind dazu gemacht, um Belastung von Deinem Körper zu nehmen. Das ist jedoch absolut kontraproduktiv. Wir wollen uns das Training nicht einfacher machen, sondern härter. Schließlich wachsen wir am Widerstand.

Zusätzlich kann die Verwendung derartiger Unterstützung zur Ausbildung von Dysbalancen führen. Sie werden nämlich oft eingesetzt, um Schwachstellen zu schützen. Aber alles, was man schützt, wird verkümmern und dadurch noch schwächer werden. Bereits Seneca wusste, dass kein Baum fest und stark wird, der nicht häufigen Windstößen ausgesetzt ist. [24] Als Ergebnis kräftigt man die umliegenden Muskeln weiter und die Schwachstelle wird im Verhältnis dazu noch schwächer. Kann man denn mit noch offeneren Armen ins Messer laufen?

Auch Handschuhe und Schwämme sind für einen ernsthaften Kraftsportler ebenso wenig nützlich wie ein glatter und weicher Überzug für die Reifen eines Rennwagens. Jede Vermittlung ist immer auch eine potentielle Fehlerquelle und Fehler sind Schwächen. Kontakt sollte deswegen immer möglichst direkt sein. Dies gilt nicht nur bei der zwischenmenschlichen Kommunikation, sondern auch beim Training mit der Hantel. Hinzu kommt, dass wir – im Sinne des Holismus – den ganzen Körper trainieren und die Haut auf der Innenseite der Handflächen gehört nun einmal dazu. Ohne widerstandsfähige Haut wäre es überhaupt nicht möglich, verletzungsfrei zentnerschwere Lasten zu heben. Erst ein entsprechend robustes Profil erlaubt hier eine sichere und optimale Kraftübertragung. Aus diesem Grund gilt auch in diesem Punkt das grundlegende Konzept unseres Vorgehens: Schwachstellen dürfen niemals geschützt oder kaschiert werden. Sie müssen erkannt und in Stärken verwandelt werden, denn sie entscheiden darüber, wie stark wir wirklich sind.

3.1.7 Der Schwerpunkt Deines Trainings

»Kniebeugen, Überkopfdrücken, Kreuzheben und Bankdrücken sind seit Jahrzehnten von den stärksten Athleten auf dem Planeten benutzt worden. Jedes Programm, welches diese Übungen nicht verwendet, ist demjenigen unterlegen, das sie verwendet, und ein Athlet, der sie bei seinem Programm außen vor lässt, macht weniger für seine Leistung, als möglich und weniger, als absolut notwendig ist, um die bestmögliche Stärke zu erhalten.«
Mark Rippetoe [25]

Vergiss all die Maschinen- und Isolationsübungen und streiche sie aus Deinem Trainingsplan. Es kann zwar Momente geben, an denen es notwendig und sinnvoll ist, auf sie auszuweichen, aber sie sollten nie die Norm sein. Jemand hat einmal ge-

Abb. 2 Das Zentrum des Körpers

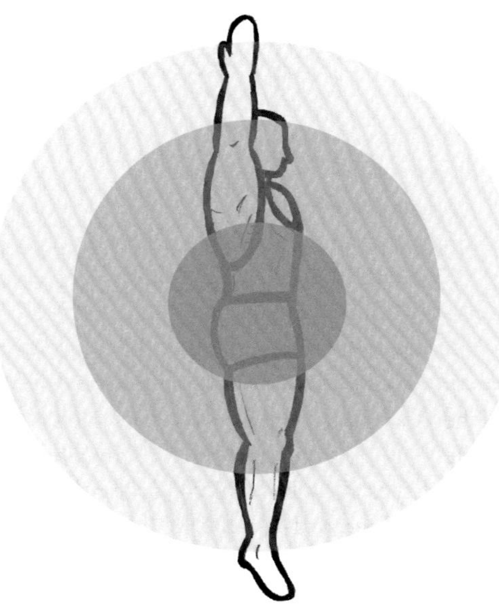

Abbildung angelehnt an eine Illustration in: Bill Starr: »The Strongest Shall Survive: Strength Training for Football«. Ironmind, Nevada City, USA 1976 (überarbeitete Ausgabe).

sagt, dass, wenn man sich um die großen Muskelgruppen kümmert, sich die kleinen Muskelgruppen um sich selbst kümmern werden. Auch wenn dies sehr simpel erscheinen mag, steckt in diesem Gedanken sehr viel Weisheit. Du kannst und wirst sehr gut entwickelte Arme und Beine erhalten, wenn Du den Schwerpunkt Deines Trainings vollkommen auf Dein Körperzentrum legst.

Schließlich trainierst Du das Zentrum Deines Körpers durch Deine Extremitäten, sprich Deine Arme und Beine, und exakt auf diese Weise wirst Du einen gut proportionierten und soliden Körperbau errichten können. Alles andere führt zu Dysbalancen sowie Verletzungen und sollte strikt vermieden werden. Denke immer daran: In Bezug auf die Ästhetik der Körpererscheinung fällt auch im Bodybuilding immer der Symmetrie die Schlüsselrolle zu und nicht der Muskelmasse an sich. So gewann z.B. Frank Zane 1968 den »Mr. Universum«-Wettkampf gegen

Arnold Schwarzenegger und das, obwohl dieser 25 kg schwerer gewesen ist. Zane hatte im Vergleich zu seinen Konkurrenten nie große Masse, oft startete er sogar nur mit einem Körpergewicht von 84 kg, aber er hatte die Ästhetik auf seiner Seite: Er hatte Masse mit Klasse. Und genau darauf kommt es. Der Gesamteindruck zählt. Das ist Bodybuilding mit Köpfchen, wo Leistung und Ästhetik im Vordergrund stehen und nicht das stumpfe Wettrüsten von immer noch mehr Muskelmasse auf Kosten der Gesundheit.

Niemand ist geistig so beschränkt, als dass er ein billiges und schwaches Scharnier als Verbindung zwischen ein schweres Eichentor und eine stabile Mauer montieren würde. Im Training ist dies jedoch immer noch bei vielen an der Tagesordnung. Die Kompensationsmuskulatur für komplexbeladene »Discopumper« beläuft sich auf Arme und Brust; so lautet zumindest das Klischee. Oftmals ist das Training vieler nicht ganz so beschränkt, aber dennoch wird primär der Oberkörper trainiert und falls überhaupt dem Unterkörper auch einmal ein wenig Aufmerksamkeit gewidmet wird, so geschieht dies meistens an einer der vielen Trainingsmaschinen für die Beine.

Mehr als starker Schein und schwaches Sein springt dabei jedoch nicht heraus. Die Rumpfmuskulatur wird dabei nämlich sträflichst vernachlässigt, wodurch sowohl die Symmetrie, als auch die Gesundheit aufs Spiel gesetzt werden. Die wirklich wichtigen und tragenden Elemente des menschlichen Körpers liegen alle im Verborgenen. Wer dies erst einmal verstanden hat, wird seine Prioritäten im Training auch immer auf die großen Mehrgelenksübungen legen. Diese sind das Fundament wahren Bodybuildings. Vielen scheint dies jedoch überhaupt (noch) nicht bewusst und die oberflächliche Erscheinung wichtiger zu sein. Du weißt es – spätestens jetzt – besser. Also mach es auch besser. Sei ein Vorbild.

Wer dennoch lieber jeden Muskel einzeln und isoliert an Maschinen trainiert, sollte auch mit Stützrädern an seinem Fahrrad zum Studio fahren. Schließlich scheinen weder Stabilität noch Koordination, geschweige denn Stärke und Gesundheit von Interesse für ihn zu sein. Dieses Frankenstein-Training führt zu nichts anderem, als einem aus verschiedenen Körperteilen lose zusammengehaltenen Körper, dessen Muskeln nur über verkürzte Bewegungsumfänge und primär isoliert kontrahieren können. Die intra- und intermuskuläre Koordination durch das Nervensystem sowie die Entwicklung des passiven Bewegungsapparats bleiben dabei völlig unterentwickelt. Dies ist keine Lösung für Dich.

Schwere Mehrgelenksübungen über den vollen Bewegungsumfang unter totaler Körperanspannung und höchster Konzentration hingegen optimieren Deinen Körper, seine Zusammensetzung und die Zusammenarbeit seiner einzelnen Teile: Nervensystem, Knochen, Gelenke, Bänder, Sehnen und Muskeln verschmelzen zu einer Einheit, denn so werden sie auch trainiert. Aus diesem Grund solltest Du in Deinem Training vor allem auf Übungsvariationen des Hebens, Beugens, Drückens und Ziehens wert legen. Mehr wirst Du unter normalen Umständen nicht benötigen.

Je mehr Muskeln von einer Übung beansprucht werden, desto größer ist auch ihre Hebelwirkung auf Dein Wachstum. Und zur Sicherheit noch einmal: Ja, auch ohne Curls und Kickbacks werden Deine Arme sich bestens entwickeln; sogar noch besser als mit Isolationsübungen, wenn es Dir gelingt, beharrlich bei der Stange zu bleiben und Deine Gewichte regelmäßig zu steigern.

Im Übrigen sind es nicht nur schwere Drück- und Ziehbewegungen, die Deine Arme wachsen lassen. Insbesondere schweres Beintraining wirkt auf den gesamten Körper wie ein Treibhaus auf Pflanzen. Das allseits bekannte Superkniebeugen-Programm von Dr. Strossen ist dabei mehr als nur empfehlenswert. Wenn Du nämlich nicht nur mehr als Dein Körpergewicht, sondern sogar das zwei- oder gar dreifache davon beugen kannst, dann wirst Du insgesamt nicht nur sehr stark sein, sondern darüber hinaus bereits einen äußerst imposanten Körper entwickelt haben. Aber auch die längste Reise beginnt nun einmal mit dem ersten Schritt und Wege entstehen, indem man sie geht. Welchen Weg wirst Du gehen?

3.2 Sei beharrlich

In der Beharrlichkeit wächst, was Du in sie trägst. In ihr liegt der Schlüssel zu einem erfolgreichen und gesunden Leben sowie der Erlangung eines starken und muskulösen Körpers. Dabei verkennen viele die wahre Bedeutung der Beharrlichkeit. Jeder kann beharrlich sein, solange er erfolgreich ist.

Worauf es jedoch wirklich ankommt, ist die Stärke, auch dann noch beharrlich zu bleiben, wenn man momentan nicht erfolgreich ist. Vor wahrhaft großen Errungenschaften und Leistungen liegen oft lange Durststrecken, die durch viele Entbehrungen gekennzeichnet sind. Im Klartext: Es kommt nicht darauf an, wie viel Gewicht Du erfolgreich drücken kannst, sondern darauf, wie oft Du es nicht schaffst und dennoch weitermachst. Folge in Deinem Leben immer Ciceros Weisheit: »Fange nie an aufzuhören, Höre nie auf anzufangen.«

3.2.1 Der Wert des Widerstandes

»Wenn Du realisierst, was schweres Training zu Deinem Leben beitragen kann, wirst Du eins mit dem Eisen werden für den Rest Deiner Tage.« Brooks Kubik [26]

So lange Du lebst, wirst Du atmen und so lange Du noch atmen kannst, solltest Du auch trainieren. Du solltest Dich hier und jetzt damit anfreunden, dass Dein Training eine lebenslange Beschäftigung sein wird. Wer hier nur auf kurzfristige Erfolge aus ist und dies vielleicht sogar auf Kosten seiner Gesundheit ist nichts weiter als engstirnig und dumm.

Dein Körper lebt ebenso durch Widerstand wie durch Nahrung. Die meisten Menschen unterliegen jedoch dem Fehlschluss, dass alleine die Ernährung für ihr Leben von ausschlaggebender Bedeutung ist. Dementsprechend viel Wert legen sie auch auf die Nahrungsaufnahme, wobei die bewusste Konfrontation mit Widerstand vom Großteil der Bevölkerung fast gänzlich vernachlässigt wird. Dies hat zur Folge, dass zwar der Stoffwechsel mehr oder wenig aufrecht erhalten wird, der Bewegungsapparat jedoch hemmungslos unterentwickelt ist. Dabei fehlt es nicht primär an Bewegung, sondern an Widerstand. Wir haben es hier nämlich ganz klar mit einer Dysbalance zwischen Stoffwechsel und Bewegungsapparat zu tun, die darauf beruht, dass die Menschheit bisher den nicht nur lebenserhaltenden, sondern auch wachstumsfördernden Wert des Widerstandes vollkommen verkannt hat.

Das gipfelt dann in der derzeitig weit verbreiteten Praxis, altersschwache Menschen nur noch durch künstliche Ernährung am Leben zu erhalten, während der Bewegungsapparat überhaupt keine Beachtung mehr findet, durchgängig geschont wird und dadurch noch stärker verkümmert. Aber kann man das noch Leben nennen, wenn zwar der Stoffwechsel noch funktioniert, der Bewegungsapparat aber zu nichts mehr fähig ist? Will man unter diesen Umständen überhaupt noch leben? Dabei könnte man diesem Zustand, in dem die Schwäche einem alle Glieder festhält, entgegenwirken, wenn man so konstant wie möglich jedem normalen und auch kranken Menschen die Schwäche aus dem Körper treibt, indem man ihn parallel auch immer mit Widerstand konfrontiert und behandelt. Aber nein, heutzutage wird alles und jeder geschont. Doch das ist ein Fehler, denn nur am Widerstand wächst man. Durch zu viel Schonung hingegen wird man verkümmern.

Natürlich trainieren sehr viele Menschen. Doch der wahre Stellenwert des Widerstandes ist dabei sicherlich nur den wenigsten bewusst. Für die meisten ist Training nicht mehr als eine nebensächliche Freizeitbeschäftigung, die betrieben wird, um fit zu werden oder zu bleiben. Nur wenige Menschen würden der Konfrontation mit Widerstand den gleichen Stellenwert einräumen wie der Nahrungsaufnahme. Dies liegt jedoch primär daran, dass der Mensch ein Meister darin ist, das Selbstverständliche auszublenden.

Durch die auf unserem Planeten vorherrschende Schwerkraft ist unser Körper beständig mit gewissen Widerständen konfrontiert. Es sind diese Widerstände, die seine Wachstumsprozesse aufrecht erhalten. Wenn die Widerstände geringer werden, dann stagniert auch das Wachstum. Weshalb sollte schließlich etwas weiterhin wachsen, wenn es keine entsprechenden Widerstände mehr zu überwinden hätte? Wachstum ist immerhin die natürliche Reaktion auf Belastung durch Widerstand. Unsere gesamte Natur ist auf die Schwerkraft und Widerstände der Erde ausgelegt. Durch diese konnte sie wachsen.

Raumfahrer können ein Lied davon singen, wie das Wachstum ihres Bewegungsapparates in der Schwerelosigkeit nicht nur stagniert, sondern sogar stark rückläufig ist. Bereits nach wenigen Wochen in der Schwerelosigkeit leiden sie unter erheblichem Muskel- und Knochenschwund. Die Tatsache der dauerhaft gegebenen Schwerkraft auf unserem Planeten hat uns blind werden lassen gegenüber der Lebensnotwendigkeit des Widerstandes, für den unser Körper geschaffen ist.

Stell Dir die Sachlage einmal mit verdrehten Umständen vor: In der Luft die wir atmen und dem Wasser das wir trinken läge konzentrierte Nahrungsenergie vor, in der alle essentiellen Nährstoffe enthalten wären, aber es gäbe keinen allgegenwärtigen Widerstand. Dann würden alle nur von Widerstand reden und niemand von Nahrung. Sicherlich gäbe es die »Deutsche Gesellschaft für Widerstand e.V.« sowie mannigfaltige Richtlinien für diverse Widerstandsarten und Diskussionen, welche Widerstände die besten seien usw. An die weltweite Widerstandsknappheit insbesondere in der Dritten Welt wollen wir gar nicht erst denken. In gewissem Sinne richtet die Menschheit die Schwerpunkte ihres Interesses immer nur nach Notwendigkeiten und verkennt dabei viele tiefer liegende und bedeutende Verhältnismäßigkeiten. Wenn in der verdrehten Welt jemand von der Lebensnotwendigkeit der Nährstoffe sprechen würde, würde ihn kaum jemand ernst nehmen. Schließlich wäre dort auch noch nie jemand an Nahrungsmangel gestorben, solange er noch atmen und trinken könnte. Dies könnte er jedoch noch, solange er die Wachstumsprozesse seines Körpers mit Widerstand aufrecht erhielte. Aber er würde immer älter werden und seinen Körper immer weniger mit Widerstand konfrontieren, bis er schlussendlich so schwach geworden wäre, dass er weder atmen noch trinken könnte.

Woran wäre er dann Deiner Meinung nach gestorben? Wäre es der Mangel an Nährstoffen oder der an Widerstand gewesen? Für die Menschen der verdrehten Welt wäre der Fall vollkommen klar: Tod durch Mangel an Widerstand. Die Nährstoffe wären schließlich beständig in der Luft und im Wasser um ihn herum vorhanden gewesen. Er hätte ja nur atmen und trinken müssen. Aber dafür wäre er zu schwach gewesen.

Wenn wir die gesamte Angelegenheit nun jedoch etwas genauer betrachten, dann wird uns klar, dass sowohl der Widerstand als auch die Nährstoffe für sein Überleben von Bedeutung gewesen wären. Den Wert der Nährstoffe würde in der verdrehten Welt jedoch kaum jemand anerkennen. Schließlich wären diese immer da, allgegenwärtig, nie knapp. Uns ist jedoch klar, dass erst beides zusammen ihr Leben ermöglichen würde. Ohne Nährstoffe würde ihr Körper nicht funktionieren und ohne Widerstand und das daraus resultierende Wachstum würde er seine Existenz auch nicht aufrecht erhalten können. Abbauprozesse finden immer statt, Aufbauprozesse hingegen nur dort, wo sie nötig und zugleich auch möglich sind.

Kehren wir nun in unsere Welt zurück. Eine Welt, in der es dank der Schwerkraft keinen offenkundigen Mangel an Widerstand gibt, aber die Notwendigkeit, beständig ausreichend Nährstoffe zu sich zu nehmen. Im Gegensatz zum Wert der Nährstoffe wird hier bei uns wiederum völlig der Wert des Widerstandes verkannt. Ebenso wie die Menschen in der verdrehten Welt die Qualität ihres Lebens enorm hätten verbessern können, indem sie ihren Speiseplan durch die Früchte der Natur über und unter Wasser erweitert hätten, so können die Menschen in unserer Welt die Qualität ihres Lebens beträchtlich verbessern, wenn sie konsequent mit Gewichten trainieren und dadurch die Lasten ihres Dasein erheblich erleichtern würden. Lasten sind nämlich relativ und immer nur so schwer, wie man sie nimmt. Je stärker man selbst wird, desto leichter werden sie. Doch in unserer Welt trägt regelmäßiges Training bis heute eher einen Geschmack von Luxus und Freizeitbeschäftigung als wirkliche Notwendigkeit in sich. Dabei ist diese – neben den vielen eingebildeten Notwendigkeiten des menschlichen Daseins – eine wirklich reelle.

In diesem Sinne befinden wir Menschen uns noch in der Steinzeit, wenn es um die wirkliche Anerkennung des lebensbejahenden und qualitätsfördernden Wertes von Widerstand geht. Der Wachstumsgrad, den ein Mensch heutzutage durch die eher geringen Widerstände seines alltäglichen Lebens aufrecht erhält, ist nur das absolute Minimum an Qualität, dass ihm die Natur zubilligt, damit er sein Leben gerade so aufrecht erhalten kann. Zusätzliches Wachstum des Bewegungsapparates wäre Energieverschwendung. Die Natur steht jedoch eher auf Energiespeicherung. Überschüssige Energie legt sie lieber in Fettreserven – in passive Körpermasse – an.

Genau hier offenbart sich die wahre Realität über die Qualitätsverbesserung des menschlichen Lebens: Nur durch regelmäßiges und beharrliches Widerstandstraining kann ein Mensch in das Wachstum seines gesamten Bewegungsapparates und somit die aktive Körpermasse investieren. Allein auf diese Weise kann er die Qualität seines Körpers und somit seines Lebens verbessern. Es gibt keinen anderen Weg. Nichts geht daran vorbei. In einem starken und gesunden Körper zu leben, ist die einzig wahre Lebensqualität. Man kann sie nicht kaufen. Man muss sie sich durch harte und ehrliche Arbeit verdienen und beständig aufrecht erhalten. Alles andere ist nur Schein.

Was bringt Dir ein kostspieliges Leben in Saus und Braus, wenn Du selbst schwach und verkümmert bist? Was bringt Dir die größte Villa, wenn der Körper, in dem Du wohnst, instabil ist und jeden Moment zu verfallen droht? Was bringt Dir das schnellste Auto, wenn Du selbst keine Power hast? Kompensation? Dass ich nicht lache!

Es gibt keinen gleichwertigen Ersatz für einen starken und gesunden Körper. Er ist alles, was Du hast und je wirklich besitzen wirst. Alles andere ist nur Beiwerk, dass man ebenso schnell wieder verlieren kann, wie man es sich auch kaufen kann. Dein Körper jedoch ist Dein ständiger Begleiter. Also wenn Du es noch nicht getan hast: Wach auf und setze die Prioritäten in Deinem Leben richtig. Setze auf Stärke und Gesundheit. Oder willst Du etwa schwach, krank, verweichlicht und abhängig von fremder Stärke sein?

In unserer Gesellschaft herrscht eine enorme Dysbalance zwischen Nährstoff- und Widerstandsbewusstsein. Ich hoffe, dass ich zumindest Dir bewusst machen konnte, welch große Bedeutung die Widerstände Deines Lebens für Dich spielen. Du kannst Dir dabei zu 100 % sicher sein, dass Widerstand auch für Dich arbeiten wird. Widerstand ist alles was Du brauchst, um zu wachsen; zu wachsen, wie es Dir mit Deinem Körper möglich ist. Genau darum und um nichts anderes geht es. Natürlich dürfen auch Ernährung und Regeneration nicht vergessen werden, aber ohne Widerstand wird Dein gesamter Bewegungsapparat ziemlich schnell ziemlich schwach aussehen.

In diesem Sinne ist Widerstand die beste Medizin für fast alle Schwächen des menschlichen Daseins. Dies ist leider in unserer schwächlichen Gesellschaft noch nicht angekommen. An allen Ecken und Enden wird am Widerstand gespart. Alle versuchen sich zu schonen, um sich das Leben möglichst gemütlich zu machen. Dabei ist diese Gemütlichkeit nichts anderes, als das Polster im Sarg der Schwäche.

Die wenigsten haben bisher die einfachsten Prinzipien natürlichen Wachstums wirklich verstanden: Die Widerstände Deines Daseins bestimmen die Qualität Deines Lebens. Je schwerer Du Dir Dein Leben machst, desto leichter wird es Dir erscheinen und je leichter Du es Dir machst, desto schwerer wird es insgesamt für Dich. Oder wie Friedrich Nietzsche es formuliert hat:

»Wer sich stets viel geschont hat, der kränkelt zuletzt an seiner vielen Schonung. Gelobt sei, was hart macht!« [27]

3.2.2 Die Rolltreppe zur Schwäche

»Unsere Schwäche und unser Unvermögen fände einigen Trost, wenn alles für seinen Untergang eben soviel Zeit brauchte wie für seine Entstehung; tatsächlich aber wächst der Aufbau nur langsam empor, während es mit dem Untergang überraschend schnell geht.« Lucius Annaeus Seneca [28]

Durch reines Nichtstun stärker zu werden klingt ziemlich absurd; aber durch reines Nichtstun beständig schwächer zu werden ist hingegen ganz normal. Das ist der bekannte Effekt, der im englischen Sprachgebrauch als »Detraining« bezeichnet wird. Sein Motto lautet: If you don‘t use it, you lose it. Er besagt nichts anderes, als dass jegliches Training, ja selbst die härteste Trainingseinheit nutzlos wird, wenn sie nicht in regelmäßigen Abständen wiederholt wird. Jedes Mal, wenn Du auf die Fortsetzung Deines Trainings verzichtest, wirst Du wieder auf den Ausgangspunkt zurückgeworfen und sogar darüber hinaus. Dein gesamtes Trainingsleben gleicht einer Rolltreppe, die Dich beständig nach unten in die Welt der Schwäche hinab geleitet. Jedes Mal, wenn Du auf ihr Stehen bleibst, zieht sich Dich unablässig mit sich in die Tiefe. Dabei ist sie so unauffällig, dass Du kaum spürst, wie Du immer schwächer und schwächer wirst.

Die Gesellschaft und viele andere Menschen versuchen unablässig Dich dazu zu verleiten, doch endlich einmal stehen zu bleiben, auch einmal ein Training ausfallen zu lassen und stattdessen feiern, baden oder ins Kino zu gehen. Unabhängig von ihrer Intention bremsen sie auf diese Weise jedoch Deine Entwicklung.

Du aber musst immer Deinen Zielen folgen und nicht der Masse. Die Masse ist träge. Wer sich einmal in ihr verfangen hat, kommt nur sehr schwer wieder aus ihr heraus. Sie hat so unermesslich viele Beschäftigungen zu bieten. Sie reicht Dir so viele Hände. Doch diese Hände wollen Dich in die Trägheit der Masse hineinziehen. Sie klammern sich an Deine Lebenszeit und verhindern so, dass Du wirklich etwas aus Dir machen kannst. Du musst Dich von ihnen befreien, von all den Lasten, Lastern, Gewohnheiten und Nutzlosigkeiten, die den Werdegang Deines Lebens verschandeln.

All diese Nebensächlichkeiten sind der Schlick und Morast auf Deinem Lebensweg, der Dich daran hindert leichtfüßig und ungebremst empor zu steigen. Bei vielen Menschen ist dieser Morast so stark und tief, dass sie sich gänzlich darin verfangen haben und dazu verdammt sind, beständig auf der Stelle zu treten. Dabei sind sie so intensiv mit allen möglichen Kleinig- und Nichtigkeiten beschäftigt, dass sie überhaupt nicht merken, dass ihre Entwicklung nicht nur völlig stagniert, sondern sogar stark rückläufig ist. Sie haben es sich auf ihrer Stufe der Rolltreppe gemütlich gemacht und freuen sich sogar noch über ihren angenehmen Untergang. In gewissem Sinne ist es diese Rolltreppe, die dafür sorgt, dass der Großteil unserer ziel- und motivationslosen Gesellschaft sich in den unteren Etagen des Daseins ansammelt und nur diejenigen mit der größten Willensstärke es schaffen, sich in die Höhe empor zu kämpfen und dort auch zu leben.

Okay, fast jeder Mensch hat ein Ziel, doch nur die wenigsten haben auch die Beharrlichkeit, die notwendig ist, um es zu erreichen. Hier liegt der Unterschied zwischen Erfolg und Versagen. Wie steht es mit Dir? Bist Du ein Versager oder willst Du erfolgreich sein?

Um Erfolg zu haben, benötigst Du einen eisernen Willen. Einen Willen, der Dich unwiederbringlich und beharrlich dazu anstachelt, immer besser zu werden. Einen Willen, der kompromisslos alle Barrieren durchbricht, die sich Dir bei Deiner Entwicklung in den Weg zu stellen wagen. Die Frage der Beharrlichkeit ist somit einzig und allein eine Willensfrage. Ist Dein Wille beharrlich, so werden auch Deine Erfolge beständig sein.

Setze Dir jetzt ein langfristiges Ziel, von dem Du Dir sicher bist, dass es unabhängig Deiner jeweiligen Lebensumstände immer erstrebenswert ist und sein wird. Von nun an halte Dich immer an dieses Ziel. Es soll Deinem Leben eine feste Richtung geben und Deine Entschlossenheit, diesem Ziel auch zu folgen, ist der Schlüssel dazu, es irgendwann auch zu erreichen. Setze Dir dabei ruhig hohe Ziele. Du hast das Potential dazu, außerordentliche Leistungen zu vollbringen. Werde Dir also Deines Potentials bewusst und glaube auch daran.

Dir wird es nur möglich sein, diszipliniert an Dir zu arbeiten, wenn Du Dir immer und immer wieder Dein Ziel bewusst machst und vor Augen führst. Es ist die Schwäche vieler, dass sie in Momenten, in denen das Leben einmal nicht so glatt läuft, auch ihr Ziel aus den Augen verlieren. Wer jedoch überragende Erfolge erzielen möchte, muss auch überragenden

Einsatz bringen. Das bedeutet nichts anderes, als dass Du auch weiterhin an Deinem Ziel festhalten musst, wenn alles andere um Dich zusammenzubrechen droht. Schließlich hast Du bereits für Dich entschieden, dass dieses Ziel unabhängig aller nur denkbaren Lebensumstände erstrebenswert ist und auch immer sein wird.

In derartigen Krisen kann Dir solch ein Ziel sogar helfen, wieder auf die Beine zu kommen. Es wird Dir nämlich einen konstanten Lebensweg vorgeben, an dem Du immer festhalten kannst und der immer für Dich da ist. Auch in schweren und dunklen Zeiten wird Dein Ziel Dir den rechten Weg ausleuchten und Dich auf dem richtigen Kurs halten. Selbst, wenn Du jegliche Orientierung in Deinem Leben zu verloren haben scheinst und nicht mehr weiter weißt. Dein Ziel ist immer da. Es legt Dir die Schienen, auf denen Du nur noch weiterfahren musst. Immer weiter voran. Du kannst Dich nicht verfahren. Alles ist in Ordnung. Folge einfach nur Deinem Ziel und den Geboten dieses Buches, dann wird auch jeder Tunnel und jede Nacht irgendwann ein Ende haben. Ein Mensch ohne Ziel wäre hier jedoch vollkommen orientierungslos. Wie ein Betrunkener würde er durch die dunklen Gassen seines Daseins torkeln, ohne zu wissen, was er eigentlich wirklich will.

Schlussendlich sind es doch die Ziele, die einen Menschen bewegen. Je intensiver man an ihnen festhält, desto weniger wird man vom eigenen Weg abkommen und desto erfolgreicher wird man auch sein. Also sei beharrlich. Egal, was auch immer kommen mag: Sei beharrlich.

3.2.3 Unter allen Umständen

Die Kunst besteht nun darin, auch unter erschwerten Umständen immer noch beharrlich an der Verwirklichung Deiner Ziele arbeiten zu können. Bei ruhigem Wetter kann jeder Steuermann sein. Den wahren Steuermann hingegen erkennt man nur im Sturm. Es hängt somit alles von Deiner Einstellung ab. Wähle Sie so, dass sie Dich von morgens bis abends beflügelt und nie bremst. Nie darfst Du Dir selbst im Wege stehen.

Egal, was auch passieren mag. Egal, in welcher Krise Du Dich befindest. Du solltest auch an den Tiefpunkten Deines Lebens sowie in besonders stressigen Zeiten dem Training nie vollständig den Rücken kehren. Du solltest eine Verpflichtung gegenüber Dir selbst darin sehen und zwar für den Rest Deines Lebens. In Zeiten, in denen Dir das Training wieder wichtiger ist, wirst Du sehr dankbar dafür sein, dass Du auch dann beharrlich weiter trainiert hast, als sich andere Prioritäten in Dein Leben gedrängt haben.

Jedes Mal, wenn Du eine Hantel in Deine Hände nimmst, tust Du etwas Gutes für Deine Entwicklung, indem Du durch beständigen Kontakt zu ihr auch Deine Bindung zu ihr verstärkst. Sie ist Dein bester Freund. Sie ist immer für Dich da und wird Dir immer zeigen, wie stark oder schwach Du im Moment bist. An ganz trüben Tagen wird sie alles sein, was Du hast. Aber dann wird sie auch alles sein, was Du brauchst. Nicht derjenige ist somit ein Versager, der im Training versagt, sondern der, der dabei versagt, überhaupt erst ins Training zu gehen.

Deine Beharrlichkeit muss vor allem durch die permanente Anpassung an die jeweils aktuellen Erfordernisse gekennzeichnet sein. Das bedeutet, dass Du zu unterschiedlichen Zeiten auch unterschiedliche Programme, Systeme und Vorgehensweisen wählen musst, um weiterhin produktiv und regelmäßig trainieren zu können. Es gibt nun mal Momente im Leben eines Menschen, in denen er seine Welt nicht den Gegebenheiten seines Trainingsplanes anpassen kann. Wenn dies nicht möglich ist, sollte er ganz schnell lernen, seine Trainings- und Ernährungsweise so zu verändern, dass sie mit den derzeitigen Umständen konform geht. Alles andere wird zum Scheitern verurteilt sein. Aber die Option des Scheiterns ist uns nicht gegeben. Sollen sich doch andere Menschen damit abgeben, insbesondere diejenigen, die sich viel lieber in den tiefsten Tiefen der alchemistischen Trainings- und Ernährungsplanung verlieren, anstatt den Blick auf das Wesentliche zu richten.

Alle wollen immer über Techniken, Pläne und Systeme reden. In Wahrheit jedoch sollten sie sich erst einmal mit ihrer grundlegenden Einstellungen befassen und versuchen, diese ein für alle mal in ihrem Leben zu verankern. Wer es erst einmal geschafft hat, dauerhaft motiviert zu sein und beharrlich an sich zu arbeiten, der wird auch erfolgreich sein und bleiben. Je stärker nämlich sein Wille zur Kraft wird, desto mehr werden Training und Ernährung nicht nur zur Selbstverständlichkeit sondern auch zum Vergnügen für ihn. Wenn also auch Dein Wille erstmal stark und gefestigt ist, stellen Training und Ernährung eher den leichten Teil der Gleichung dar. Ab diesem Punkt wird Dein langfristiger Erfolg bereits beschlossene Sache sein.

Es geht darum, sowohl Dein Training als auch Deine Ernährung allen unausweichlichen Umständen anzupassen, um dadurch an Deiner Zielsetzung beharrlich festhalten zu können. Oder um es in die Worte Senecas zu kleiden: »Nicht der ist unglücklich, der auf Befehl etwas tut, sondern der, der es widerwillig tut: Suchen wir also eine derartige Stimmung uns zu eigen zu machen, daß wir selbst wollen, was die Umstände erfordern.« [29]

3.2.4 Die Chance Deines Lebens

Sehr viele Schwächlinge des Geistes und viele weitere, die es sich gerne einreden möchten, um sich selbst den Gebrauch unlauterer Maßnahmen zu rechtfertigen, sind der Ansicht, dass für viele Menschen bereits der Zug der Stärke und Muskulösität abgefahren ist, da sie mit der Fahrkarte ihrer Genetik bei keiner der wirklich erfolgreichen Linien mitfahren könnten. Nur mit hormoneller Unterstützung und auf das Risiko der eigenen Gesundheit könne man dann noch auf einen der vielversprechenderen Züge aufspringen. Für Dich sollten Steroide jedoch keine Alternative sein.

Erstens ist es einfach nur unwürdig, gegen gerechtfertigte Verbote und die eigene Natur zu verstoßen und zweitens fahren diese – mitunter sehr kostspieligen – Züge des angeblichen Erfolges in die falsche Richtung: Warum sollte Dir die Anerkennung anderer Menschen wichtiger sein, als die Gesundheit Deines eigenen Körpers? Nur gesunde Menschen reden über die geringe Bedeutung der Gesundheit. Sind sie jedoch erst einmal sterbenskrank und geht es ihnen hundselend, ja dann kommt die große Reue. Aber dann ist es zu spät.

Extreme Stärke und maximale Muskelmasse mögen durchaus begehrenswerte Ziele sein, aber die Gesundheit sollte immer an erster Stelle stehen. Schließlich ist sie überhaupt erst die Voraussetzung für Stärke und Wachstum. Sie ist das wackelige Fundament, auf dem wir leben. Es sollte unsere Intention sein, konsequent und hart zu trainieren, um stark und gesund zu bleiben und nicht um dieses Fundament für die Anerkennung anderer Menschen aufs Spiel zu setzen.

Zwischen diesen beiden Wegen liegen Welten. Bei dem ersten Weg ist ein vollkommener, also auch gesunder, Körper das Ziel, bei dem zweiten verkommt der Körper zum Mittel, um möglichst schnell etwas bestimmtes damit zu erreichen. Wer den zweiten Weg wählt, ist der Ansicht, dass Stärke, Muskelmasse und Anerkennung wichtiger wären, als die Gesundheit; dass die Außenansicht des Hauses wichtiger wäre, als das Fundament. Das ist jedoch nicht sehr weit gedacht, schließlich wird all dies wegbrechen, wenn die Gesundheit plötzlich zusammenbricht. Stärke, Wachstum, Unabhängigkeit u.v.m., im schlimmsten Fall sogar Dein Leben, willst Du all das wirklich aufs Spiel setzen für das gewisse Mehr an Masse und Kraft, von dem Du denkst, dass es notwendig wäre, um Dir Anerkennung zu verschaffen?

Wahrhaft wertvoll ist nur das, was uns auch dauerhaft beschieden ist. Alles, was nur kurz aufflammt und genauso schnell wieder vorbei ist, wie es auch entstanden ist, vermag einen Menschen langfristig nicht zu erfüllen. Es geht nicht darum, einmal eine große Leistung zu vollbringen und dann ein Leben lang davon zu zehren. Wer mit seinen Gedanken nämlich an der Vergangenheit kleben bleibt, führt in der Gegenwart nur ein Scheinleben. Vielmehr geht es darum, beständig leistungsbereit sowie -fähig zu sein und zu bleiben. Es geht darum, in der Gegenwart und für die Zukunft zu leben und nicht auf Kosten der Zukunft.

Aufrichtig erarbeitete Stärke und Gesundheit sind zumindest von größerer Dauer, als die Anerkennung der Masse. Diese ist unberechenbar wie ein pubertierender Teenager. Von einem auf den anderen Moment kann sie in Verachtung umschlagen und Dir all das aberkennen, was sie Dir vorher verliehen hat. Mehr ist es nämlich auch nicht. Alles, was Dir die Öffentlichkeit angedeihen lässt, ist immer nur geliehen und früher oder später wird auch der Zeitpunkt kommen, an dem es Dir wieder genommen werden kann. Nur Dein Körper kann Dir nicht genommen werden, solange Du lebst. Seiner Stärke und Gesundheit solltest Du Dich widmen.

Was die meisten als schlechte genetische Veranlagung deuten, ist sowieso nichts weiter als ein schwacher Wille, der sich in mangelhafter Entwicklung äußert. Hinzu kommt, dass die Genetik nicht der alleinige Herrscher Deiner Entwicklung ist, so wie noch vor kurzem irrtümlicherweise angenommen wurde.

Neueste Forschungen in der Epigenetik haben ergeben, dass Du durch Deine langfristigen Lebens- und Ernährungsgewohnheiten deutlichen Einfluss auf die Optimierung Deines Körpers nehmen kannst. Die Aktivierung der Gene in Deinem Körper ist nämlich nicht in Stein gemeißelt. Du selbst entscheidest in einem gewissen Rahmen über diese und somit auch darüber, wie sich Dein Körper entwickeln kann und wird.

Wenn Du also einen starken, muskulösen und gesunden Körper haben möchtest, dann musst Du auch eine entsprechende Denk- und Lebensweise an den Tag legen. Wie bereits gesagt: Nichts steht still. Alles in Deinem Leben hat Einfluss darauf, ob Du Fort- oder Rückschritte machen wirst. Es liegt somit nicht nur in Deinem Zellkern, sondern auch in Deiner Hand, wie Du Dich entwickeln wirst. Dein Zug ist auch noch lange nicht abgefahren. Er ist genau dort, wo er hingehört. Auf den Schienen, die für Deinen Körper geschaffen sind. Lass ihn dort, denn nur er wird Dich zum Ziel führen.

Worauf es nun mal wirklich ankommt, ist Beharrlichkeit: Wenn Du beharrlich an Dir arbeitest, wirst Du auch beharrlich Fortschritte machen. Wenn Du unregelmäßig an Dir arbeitest, wirst Du auch nur unregelmäßig Fortschritte machen und wenn Du nur noch selten an Dir arbeitest, wirst Du auch nur noch selten Fortschritte machen. So einfach ist das.

Wenn Du Dir jedoch nicht die notwendige Zeit nehmen willst, um stark zu werden und zu bleiben, dann wirst Du Dir die Zeit nehmen müssen, um schwach, gebrechlich und verkümmert zu sein und zu bleiben. Aber das liegt in Deiner Hand. Es ist die Chance Deines Lebens. Deine einzige. Verbock sie nicht.

3.3 Sei progressiv

»Was du für den Gipfel hältst, ist nur eine Stufe.« Lucius Annaeus Seneca [30]

Die Fähigkeit durch gezielte Belastung Wachstum auszulösen, beruht auf dem natürlichen Prinzip der Anpassung. Ohne dieses wäre Bodybuilding überhaupt nicht möglich.

Wenn eine Maschine überlastet wird, dann geht sie kaputt. Doch wenn Du Deinen Körper überlastest, dann wird er wachsen und sich so für zukünftige Belastungen wappnen. Belastung und Adaption sind hier die beiden Zauberwörter. Wenn Du lernst mit diesen beiden Bällen zu jonglieren, ohne die Kontrolle darüber zu verlieren, dann wirst Du Dein Leistungsvermögen in ungeahnte Höhen hinaufschaukeln können. Dann wird Dein Körper wirklich aufblühen. Wachstum ist Leben in Reinform und Dein Wachstum geht Hand in Hand mit dem Wachstum der Gewichte einher, die Du mit der Hantel bewegst. Wenn Deine Belastungen nicht mehr wachsen, sondern stagnieren, dann wirst auch Du nicht mehr wachsen, sondern stagnieren. Wenn Du wirklich groß und stark werden willst, dann musst Du zusätzliches Gewicht auflegen, wann immer es Dir möglich ist. Dein gesamtes Leben sollte sich nur um einen einzigen Gedanken drehen: Progression!

Du willst es zwar einerseits, aber die Trägheit in Dir will es andererseits wiederum nicht. Du befindest Dich in einem ständigen Kampf mit ihr um jeden einzelnen Fortschritt Deines Daseins. Dabei geht es nicht nur darum, Schritte vorwärts zu machen, sondern hinauf. Du bist kein Wanderer. Du bist ein Bergsteiger und Gewichte sind Deine Berge. Sie müssen erobert werden. Sei nie zufrieden, mit dem Berg, den Du bereits bestiegen hast. Wenn Du auf ihm stehst, siehst Du ihn überhaupt nicht mehr. Er hat seinen Reiz verloren. Dein Blick fällt direkt auf den nächst höheren Berg. Er wartet schon auf Dich.

Wahre Größe erwächst nur aus Überwindung. Wenn Du wachsen willst, dann musst Du beständig besser werden, als Du jetzt schon bist. Du darfst Dich nicht an das klammern, was Du bereits erreicht hast. Lass es los. Despektiere es. Vergiss es. Überwinde es. Das Bessere ist immer der Feind des Guten.

Um besser zu werden, musst Du Dich selbst überwinden. Immer und immer wieder. Dabei solltest Du nie auch nur einen einzigen Gedanken daran verschwenden, dass hohe Gewichte nur etwas für sonst wie begünstigte Ausnahmeathleten seien. Sie sind etwas für Dich. Sie warten auf Dich. Nur aus wahrer Stärke wird auch wahre Größe erwachsen.

Das Geheimnis derjenigen, die es geschafft haben, ganz oben zu stehen, ist ihr schrittweises Vorgehen. Setze Dir hohe Ziele und unterteile diese in kleine Schritte. Du musst jedes einzelne Training, jeden einzelnen Satz und jede einzelne Wiederholung als das erkennen, was es wirklich ist: Deine Möglichkeit, Dich hier und jetzt zu verbessern, eine Stufe höher zu steigen. Erkenne die Möglichkeit zur Realisierung Deines Potentials in jeder einzelnen Handlung, jedem einzelnen Gedanken und jedem einzelnen Augenblick Deines Lebens.

Nur die wenigsten schaffen dies auch dauerhaft. Sie gewöhnen sich an ihre momentanen Leistungen wie an eine Schmusedecke, die ihnen Geborgenheit und Sicherheit zu geben scheint. Doch mit dieser Gewöhnung an ein bereits erreichtes Leistungsniveau geht auch immer der Stillstand der eigenen Fortschritte einher. Sie haben das zweite Gebot vergessen. Sie sind nicht progressiv. Sie haben darin versagt, sich beständig zu verbessern. Das Versagen klebt an ihnen in Form der ewig gleichen Trainingsgewichte. Sie trainieren zwar, aber nicht ernsthaft. Tag für Tag rennen sie gegen eine Grenze an, die sie eigentlich schon längst überschritten haben. Ein Außenstehender würde den Unterschied kaum erkennen. Aber Du wirst von nun an erkennen, wer wirklich entschlossen und zielbewusst an sein Training geht. Das ist nämlich derjenige, der beständig schwerere Gewichte auflegt. Alles andere ist nur Sonntagspumpen.

Selbst diejenigen, die darin bestrebt sind, sich an das Gebot der Progression zu halten, gehen dabei viel zu engstirnig vor. Für sie ist eine Verbesserung immer nur eine des Gewichtes oder der Wiederholungsanzahl. Die Welt der Qualitäten Deines Trainings ist jedoch bedeutend umfassender. Ich beziehe mich auf all das, was die meisten nur unterbewusst machen und deswegen nicht gerade gut darin sind: Die beständige Perfektionierung der eigenen Technik und Konzentrationsfähigkeit. Du solltest lernen, Dich auch verstärkt mit diesen verdrängten Grundpfeilern jedes erfolgreichen Trainings zu beschäftigen. Erst wenn Du Dich auch in diesen verbesserst, wirst Du umfassende Fortschritte machen können. Sowohl an Deiner Konzentrationsfähigkeit als auch an Deiner Technik kannst Du so gut wie immer arbeiten, da dies auch mit leichten Gewichten möglich ist. Je öfter Du diese beiden Fertigkeiten trainierst, desto stärker wirst Du auch in Deinen Übungen werden und desto mehr Muskelmasse wirst Du auch damit aufbauen können. Um viel Gewicht bewegen zu können, musst Du somit nicht nur stärker werden, sondern auch besser. Das eine bedingt das andere. Eines will ich jedoch nicht einmal mit leichten Gewichten von Dir sehen: unkonzentriertes Training.

»Nichts daran ist gut, wie ein blinder Mann durch das Training zu gehen, einfach nur die Bewegungen zu machen. Bewegungen bedeuten gar nichts. Du musst realisieren, was Dir geschieht. Du musst Resultate wollen.« Arnold Schwarzenegger [31]

Sei immer bei der Sache. Sei immer fokussiert. Sei immer konzentriert. Versuche beständig irgend etwas an Dir zu verbessern. Wenn Du das nicht versuchst, opferst Du Deine Zeit für nichts und wieder nichts. Hör endlich auf Dein Leben zu verschwenden. Alles, was Du machst, kannst Du noch besser machen. Dies gilt im Übrigen nicht nur für die Zeit im Studio. Du solltest Dir vornehmen, insgesamt die Schwachstellen Deines Lebens zu entdecken und zu Stärken zu machen. Sowohl Dein Denken als auch Deine Handlungen geben Dir genug Möglichkeiten dafür. Sie alle tragen das Potential in sich, Deine Entwicklung voranzutreiben. Nutze sie.

In Bezug auf Deine körperliche Entwicklung solltest Du das perfekte Training anstreben: Die beste Technik, die höchsten Gewichte, die überragendste Konzentration. Es geht hier um nichts anderes, als die beiden Künste, die jedem Menschen zur höchsten Zierde gereichen und die Grundvoraussetzung jeglichen Wachstums sind: Körperbeherrschung und Selbstüberwindung. Diese sollten Dein höchstes Ziel sein. Um überhaupt jedoch nur in ihre Nähe zu kommen, solltest Du Deinen Horizont im Training enorm erweitern. Du musst in völlig neue Dimensionen vorstoßen. Alles was Du in einem normalen Studio an Gewichtstraining siehst, ist nichts weiter als ein Kindergarten für Halbstarke.

Wenn Du erwachsen werden willst, musst Du fest entschlossen nach immer höheren Gewichten streben und für jedes einzelne Kilogramm auf Deiner Hantel zu kämpfen bereit sein. Je größer Deine Fortschritte sind, umso mehr geht es nicht darum, länger zu trainieren, sondern schwerer und härter. Vergiss all die anderen. Sie sind nichts weiter als Durchschnitt. Du musst kämpfen, kämpfen und nochmal kämpfen. Schritt für Schritt, Kilogramm für Kilogramm musst Du Dich empor kämpfen. Vergiss all die Kinderübungen.

An den meisten Maschinen ist sowieso zu wenig Gewicht vorhanden, um wirklich ernsthaft mit ihnen trainieren zu können.

Trainiere von Anfang an mit schweren Hanteln und nicht mit Kabeln und Rollenzügen. Steigere Dich insbesondere in den klassischen Übungen des Kraftdreikampfes und ihren Variationen: Beugen, Drücken und Heben. Kämpfe Dich in diesen so schnell wie möglich in die dreistelligen Kilogramm-Bereiche vor. Addiere Deine Bestleistungen in diesen drei Übungen und versuche beständig dieses »Total« zu steigern. Erst 300, dann 400, dann 500, dann 600, dann 700 kg usw. Die Schwerstathleten dieses Planeten haben ein Total von über 1000 kg. Auch im Gewichtheben solltest Du wortwörtlich »einiges reißen«. Kannst Du Dein Körpergewicht sauber über den Kopf bewegen? Wie steht es mit 100 oder gar 150 kg? Das sind die Ziele, die Du Dir von nun an setzen wirst.

Ich weiß, dass klingt verrückt, aber in wirklich hartem und schwerem Training liegt immer etwas Wahnsinn, es steckt aber auch immer ein wenig Vernunft im Wahnsinn. Ohne diesen Wahnsinn würdest Du es nämlich nie zu etwas bringen.

Du wirst es nur schaffen, in diesen Übungen eine möglichst hohe Leistung zu erzielen, wenn Du Dich auf sie und weitere schwere Grundübungen spezialisierst. Je mehr Übungen Du machst, desto durchschnittlicher werden auch Deine Leistungen in diesen sein. Nur die Spezialisierung wird Dir wahre Höchstleistung ermöglichen. Wenn Du in den Variationen der Grundübungen beständig Fortschritte machen wirst, dann wirst Du einen Körper entwickeln, von dem die meisten nur träumen können. Für Dich ist es jedoch kein Traum, sondern eine Vision und Deine Motivation wird die Kraft sein, die diese Vision Wirklichkeit werden lässt.

3.3.1 Die Effizienz Deines Trainingstagebuches

Die konsequente Erhebung Deiner Fort- und Rückschritte ist auf Deinem Weg der Progression von enormer Bedeutung. Wenn Du sowohl über die Entwicklung Deines Körpers, als auch die Deiner Trainingsgewichte genau Buch führst, wird es Dir mit zunehmender Erfahrung immer besser möglich sein, aus Deinen Aufzeichnungen herauszulesen, auf welche Vorgehensweise Dein Körper wie reagiert. Dies ist Dein persönliches, auf Deinen Körper maßgeschneidertes Trainingswissen und somit von enormer Bedeutung für Deine zukünftige Entwicklung. Diese wird nämlich nur optimaler als die bisherige verlaufen, wenn Du aus Deinen Fehlern zu lernen vermagst. Je detaillierter Deine Aufzeichnungen sind, desto bessere Vorhersagen wirst Du auf dieser Grundlage für zukünftige Trainingsplanungen treffen können. Dabei solltest Du Deine körperliche Entwicklung immer im Blick haben. Du musst einen ganz besonderen Sinn für Veränderungen in Deinem Erscheinungsbild entwickeln: Wie viel wiegst Du heute? Hast Du im Gegensatz zu gestern Gewicht verloren, hinzugewonnen oder ist es gleich geblieben? Wie lässt sich diese Veränderung oder Stagnation erklären?

Du musst somit nicht nur lernen, alle wichtigen Daten korrekt zu erfassen,

Du musst sie auch in einen Zusammenhang bringen können. Die Entwicklung Deines Erscheinungsbildes und Gewichtes wird primär durch das Verhältnis von Körperfett und Muskulatur bestimmt. Je nach Lebensstil, Ernährung und Training wirst Du es variieren können. Beobachte aufmerksam Deine jeweilige Vorgehensweise und notiere Dir alles, was Dir dabei von Bedeutung erscheint. Das beginnt bei der Schlafdauer, geht über Körpermaße, Arbeitsbedingungen, Mahlzeiten, Getränke, Supplements und besondere Vorkommnisse bis hin zu all Deinen sportlichen Aktivitäten.

Dein Training im Studio steht hierbei im Vordergrund. Hier setzt Du die nötigen Wachstumsreize und hier liegt auch der Schwerpunkt Deiner körperlichen Entwicklung begründet. Du musst einen genauen Plan davon haben, wie Du vorgehen und was Du damit erreichen willst. Während des Trainings solltest Du dann jede einzelne Wiederholung und jeden einzelnen Satz jeder einzelnen Übung minutiös mitschreiben, um beständig im Bilde über Deine momentane Entwicklung sein zu können. Läuft das Training wie geplant? Machst Du die Fortschritte, die Du Dir erhofft hast? Wo ist die Planung nicht praktikabel? Was könntest Du optimieren?

Im Großen und Ganzen geht es somit darum, Zusammenhänge aufzudecken und zu verstehen. Das Ziel ist es, zu lernen, wie Dein Körper worauf reagiert. Dies ist nämlich die Grundlage dafür, um Deine körperliche Entwicklung steuern zu können. Und die Basis all dieser Möglichkeiten liegt in der regelmäßigen und korrekten Führung eines Trainingstagebuches begründet. Wer dies hingegen versäumt, wird nicht nur viel länger benötigen, um die Zusammenhänge seiner individuellen körperlichen Entwicklung in Erfahrung zu bringen, er wird auch viele Fehler immer und immer wieder machen, da er ohne Aufzeichnungen keine wirklich handfeste Grundlage hat, um ihre Ursachen ausfindig zu machen. Je intelligenter Du somit vorgehen möchtest, desto ernster solltest Du Dein Trainingstagebuch führen. Die daraus resultierende Effizienz ist Dein Mehr an Erfolg.

3.3.2 Maximale Gewichte

»Kraftleistungen sind zu 90 % mental. Ohne ein gesundes Selbstvertrauen kann man keine schweren Gewichte drücken.« Chris Confessore [32]

Je höher Deine Trainingsgewichte steigen, desto wichtiger wird die Kraft Deines Willens, um diese Gewichte auch bewegen zu können.

Stellen wir uns einmal vor, dass Du die Stärke Deines Körpers soweit steigern konntest, dass Du 200 kg oder noch mehr beugen kannst. Um dieses Gewicht nun jedoch wirklich auch zu schultern und damit bis ans Äußerste zu gehen, um noch stärker zu werden, bedarf es großer Überwindungskraft sowie entsprechendes Vertrauen in Dich selbst und Deine Fähigkeiten. Erst wenn Du es geschafft hast, jeglichen Zweifel an Dir selbst und der Leistungsfähigkeit Deines Körpers abzulegen, erst dann wirst Du auch in den Olymp der Stärke hinaufsteigen können.

Das Gewicht hat weder Angst noch Respekt vor Dir. Weshalb solltest Du dann welchen vor ihm haben? Bevor Du an maximale Gewichte gehst, musst Du alle negativen und hemmenden Gedanken aus Deinem Geist entfernen. Selbst Vorsicht ist hier fehl am Platze. Wer entschlossen handeln will, darf nicht mehr zweifeln. Wer nämlich in der Handlung zweifelt, ist mental schwach und wird somit auch körperlich schwach sein. Zwischen Körper und Last vermittelt schließlich immer der Geist. Wenn er schwach ist, dann wird auch der Körper schwach sein und die Last stark. Viele der Zweifel und Hemmungen, die uns Menschen daran hindern, unser Potential zu nutzen und wahrhaft große Leistungen zu vollbringen, liegen nicht in der Welt, sondern ausschließlich in unserem Kopf begründet.

Sorge immer für reale Sicherheiten wie z.B. ein Power Rack oder kompetente Helfer, die Dir assistieren (sog. Spotter). Sie sollen vorsichtig sein. Du hingegen musst konzentriert, kompromisslos und leistungsbereit sein. Führe Dir immer wieder vor Augen, dass bei Deinen derzeitigen Leistungen noch lange nicht Schluss ist. In Deinem Vorstellungsvermögen solltest Du immer höhere Gewichte bewegen, als Du momentan sowieso schon bewegst. Dein Körper wird immer nur dort hin gehen, wo Dein Geist bereits gewesen ist. Wenn Du es nicht schaffst, Dich mental auf zukünftige und erstrebenswerte Leistungen zu konzentrieren, dann wird Dein Körper Dir nie gehorchen. Weshalb sollte er sich auch eine Leistung abringen, die Du Dir nicht einmal bewusst vorstellen kannst? Grenzen beginnen dort, wo Visionen enden. Erst wenn Du Deinem Körper klare Ziele und eine feste Richtung vorgibst, erst dann wird er dieser auch folgen.

Die meisten Leute im Studio schaffen es ohne Probleme, bis zum Muskelversagen zu trainieren. Dieses Muskelversagen kommt jedoch vor allem durch die Ermüdung ihres Stoffwechsels zu Stande. Unter möglichst hoher Intensität verstehen sie die Intention, mit einem bestimmten Gewicht so viele Wiederholungen zu machen, bis keine einzige mehr möglich ist. Dies ist jedoch eine irreführende Vorstellung von Intensität, da sie den Stoffwechsel miteinbezieht, der weitere Muskelkontraktionen z.B. dadurch verhindert, dass für eine weitere Wiederholung keine Energie mehr zur Verfügung gestellt wird oder sich der Muskel bereits so mit Milchsäure (Laktat) als Stoffwechselendprodukt angefüllt hat, dass man ihn nur noch über einen immer geringeren Bewegungsablauf kontrahieren kann. Als Ergebnis versagt einem der Muskel die Möglichkeit weitere Wiederholungen zu machen und fühlt sich stark aufgepumpt an. Die meisten Hantelschwinger fühlen sich dadurch bestätigt. Schließlich hat sich ja irgend etwas am Muskel getan und sie haben sich ja auch ganz stark angestrengt.

Dabei bedeutet dies jedoch nicht mehr, als dass der Stoffwechsel ihnen einen Strich durch die Rechnung gemacht hat. Dass der Muskel selbst nämlich auch bis zum Letzten gefordert wurde, ist zwar möglich, aber fast nie der Fall. Man kann diesen Zustand des Pumps und der Erschöpfung auch mit sehr geringen Gewichten erreichen. Doch ist das dann noch wirkliche Intensität? Es ist zwar eine Form von Intensität, aber nicht diejenige, um die es Dir gehen sollte. Die einzig wahre Intensität um wirklich groß und stark zu werden, ist die Intensität hoher Gewichte.

100 % Deines Maximalgewichtes geben Dir auch 100 % Intensität und 70 % Deines Maximalgewichtes geben Dir auch nur 70 % der möglichen Intensität. Während man mit der irrtümlichen Intensitätsvorstellung, in der der Stoffwechsel ein bestimmende Rolle spielt, mit ca. 12 Wiederholungen und 70 % des Maximalgewichtes angeblich immer noch 100 % Intensität erreichen kann, so erreicht man auf der Grundlage der akzeptableren Intensitätsvorstellung damit auch weiterhin nur 70 % Intensität. Dabei ist es völlig egal, wie viele Wiederholungen man damit macht und ob einem irgendwann der Stoffwechsel den Bremsklotz unter das Gaspedal schiebt.

Das Einzige was wirklich zählt, ist das verwendete Gewicht. Dies mag zwar jetzt etwas abwegig und ungewohnt klingen, aber sieh Dich doch einmal mit offenen Augen in Deinem Studio um. In Wahrheit trainiert doch fast jeder bis er sich keine einzige Wiederholung mehr abringen kann. No pain, no gain. Das ist das Motto, an das sich alle halten. Alle versuchen, mit einem Gewicht möglichst viele Wiederholungen herauszuschinden, um dann zusätzlich noch durch die eine oder andere sogenannte Intensitätstechnik die vermeintliche Intensität noch weiter zu erhöhen. Und wie sehen sie alle aus, obwohl sie sich teilweise schon mehrere Jahre abschuften?

Vielen sieht man nicht einmal an, dass sie überhaupt trainieren. Wenn man jedoch einen Blick auf ihre Gewichte wirft, erkennt man, wo der Hund begraben liegt. Sie waren unentwegt so stark auf das Training bis zum Muskelversagen fixiert, dass sie dabei völlig vergessen haben, worauf es wirklich ankommt. Sie haben immer nur an der Leistungsgrenze ihres Stoffwechsels trainiert und nicht an der ihrer Muskulatur. Jahrelang haben sie mit angezogener Handbremse trainiert und sich jedes Mal daran erfreut, dass die Reifen ganz warm geworden sind und ihre Bewegung zum Stillstand gekommen ist. Wer jedoch auf diese Weise versagt, versagt nur dabei, einen Wachstumsreiz zu setzen. Deine Muskeln werden nicht dadurch stärker, dass Dein Stoffwechsel irgendwann klein bei gibt. Sie werden nur stärker, wenn Du sie mit einem möglichst hohen Gewicht, einer möglichst hohen Intensität trainierst.

Das einzig wahre Muskelversagen ist das, bei dem Du Dir keine weitere Wiederholung mehr abringen kannst, obwohl Dein Stoffwechsel noch Power hätte, obwohl die beanspruchte Muskulatur noch nicht übersäuert ist. Dies wird Dir jedoch nur gelingen, wenn Du mit sehr hohen Gewichten trainierst. Nur so wirst Du Deine Muskeln maximal erschöpfen und einen maximalen Wachstumsreiz setzen können.

Es sollte Dir somit darum gehen, so viel Gewicht wie möglich zu bewegen und gleichzeitig die Erschöpfung Deines Stoffwechsels möglichst lange hinauszuzögern, gering zu halten oder sogar ganz zu vermeiden. Du solltest im Zweifelsfall also immer das Gewicht steigern, anstatt den Satz bis zum Versagen durchzuführen. Auf diese Weise wird es Dir möglich sein, einen stärkeren Wachstumsreiz zu setzen.

Das muskelerschöpfende Training mit maximalen Gewichten bedarf jedoch einer viel größeren Willensstärke, als das bis zum Versagen des Stoffwechsels. Hier sind es vor allem mentale Barrieren, die Deinen Fortschritt hemmen. Deine Leistungsgrenzen liegen hier vor allem – wie bereits erwähnt – nicht in Deinem Körper begründet, sondern in Deinem Geist.

Wenn Dir bei einem Satz mit sehr hoher Gewichtsintensität jemand eine Waffe an den Kopf halten und Dich zum Weitermachen zwingen würde, dann wärst Du sicherlich überrascht, wie viele Wiederholungen Du Dir dann noch abringen könntest. Derartige »Intensitätstechniken« sind jedoch sicherlich nicht die Lösung zu diesem Problem. Die Lösung liegt in der Stärkung Deines Willens. Also baue all Deine Hemmungen vor hohen Gewichten ab und freunde Dich nicht nur mit ihnen an. Liebe sie, begehre sie. Du musst eine absolut hemmungslose Sehnsucht nach hohen Gewichten entwickeln. Sie alleine sind die Erfüllung Deines Daseins.

Erst wenn Du es geschafft hast, Deine Vorstellung von hohen Gewichten ins Positive zu verkehren, wirst Du sie auch meistern können. Schließlich strebt Dein Körper immer nur das an, was ihm Dein Geist auch als erstrebenswert vorgibt. Das mag zwar weniger von Bedeutung sein, solange man noch mit Gewichten trainiert, mit denen man auch im Alltag regelmäßig konfrontiert wird, aber sobald Du zu höheren Lasten aufsteigst, solltest Du dieses Kapitel noch einmal lesen und Dir klar machen, dass Dein Wille immer wichtiger wird, je schwerer Deine Gewichte werden. Jim Williams berichtet dies ebenfalls und er muss es wissen, schließlich hat er auf der Bank über 300 kg gedrückt:

»Rekorde (...) werden durch optimale mentale Vorbereitung erzielt. Man muß wirklich den Willen haben, das Gewicht zu heben. Man muß es zu seiner Bestimmung machen, seinem Lebensinhalt. Wenn man gerade anfängt, ist es eine Sache der Körperkraft. Wenn man aber sein körperliches Potential weitestgehend ausgeschöpft hat, wird es immer mehr zu einer mentalen Angelegenheit. Einem Anfänger kann man nicht viel über mentales Training erzählen. Das Wichtigste für ihn ist, mit den Bewegungen klarzukommen. Wenn er dann eines Tages schwere Gewichte hebt, kommt der Kopf mit ins Spiel. Dann heißt es: Du gegen das Eisen.« [33]

3.4 Sei konzentriert

»Beherrsche Deine Gedanken. Diese Regel ist absolut notwendig in allen Lagen des Lebens, wenn Du es wünschst, erfolgreich zu sein. Ohne die Konzentration der Gedanken wirst Du Misserfolg provozieren.« Georg Hackenschmidt [34]

Schweres Krafttraining ist ebenso eine Sache des Geistes wie des Körpers. Wenn Du wirklich groß und stark werden willst, dann musst Du Deine gesamte Aufmerksamkeit auf dieses Ziel konzentrieren.

Abb. 3 Das Wesen der Konzentration

a) ungebündelt (Normalfall)

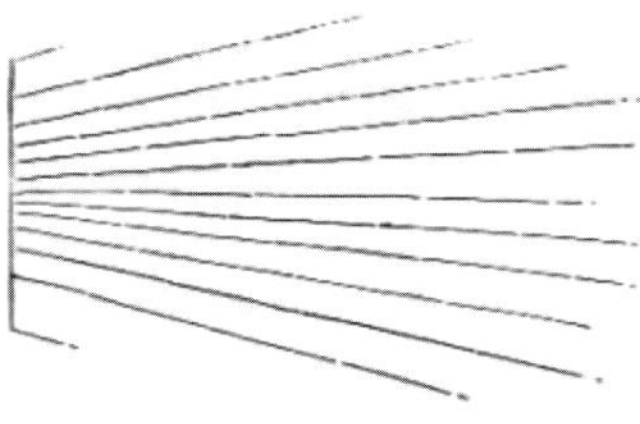

b) gebündelt auf ein Ziel

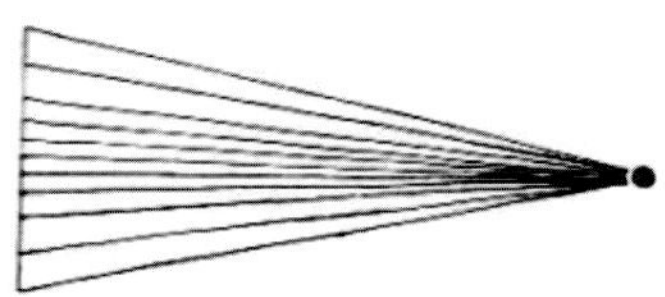

Abbildung entnommen: Ohne Autor: »Will and Nerve Force in Relation to Physical Culture«. Inch Institute, Fulham in England (ohne Jahrgang; entstanden vermutlich in den 1920er Jahren). Modifizierung durch den Autor.

Dies gilt selbst für die scheinbar unbedeutendsten Aspekte Deines Lebens.

Das Konzept der Konzentration beinhaltet, dass Du all Deine Energie auf ein einziges Ziel fokussierst. Nur so wirst Du erfolgreich sein und Dich nicht ablenken lassen. Denn je mehr Sachen sich gleichzeitig im Fokus Deiner Aufmerksamkeit befinden, desto weniger Konzentration kannst Du der einzelnen widmen und desto ungenügender wirst Du insgesamt vorgehen. Hier ist weniger mehr. Je besser Du in etwas werden willst, desto mehr musst Du Dich darauf konzentrieren und desto mehr musst Du dazu fähig sein, Unwichtiges auszublenden.

Das Geheimnis vieler Weltklasse-Bodybuilder und Powerlifter ist nicht nur das offenkundig Verborgene, von dem jeder weiß, aber kaum einer spricht. Es ist auch ihre einhundertprozentige Konzentration auf das Training. Millionen von Menschen auf der ganzen Welt kopieren die Übungen und Pläne ihrer Idole und erzielen bei weitem nicht ihre Erfolge. Schnell ist die Erklärung für das eigene Versagen gefunden: Erstens sei man ja sowieso Hardgainer und mit absolut schlechter genetischer Veranlagung in die Welt gesetzt worden und zweitens seien die Stars der Hantel sowieso mit anabolen Steroiden vollgestopft wie ein Teddybär mit Baumwolle.

Hardgainer sind jedoch vor allem diejenigen, die nicht genug dafür machen, um wirkliches Wachstum auszulösen. Sie sind Hardgainer aus eigenem Verschulden heraus und nicht wegen ihrer Veranlagung. Jeder, der beharrlich und progressiv trainiert sowie genug isst und die weiteren Gebote dieses Buches beachtet, wird auch groß und stark werden. Ohne Ausnahme. Die meisten scheitern jedoch bereits bei der Umsetzung einfachster Grundregeln und suchen dann auch noch den Grund dafür in ihrer Veranlagung und ihrer Umwelt. Sie schieben die Verantwortung von sich. Sie sind nicht nur körperlich schwach, sondern auch geistig. Sie sind noch nicht bereit, die Verantwortung für ihre Entwicklung zu übernehmen und aus diesem Grund spiegelt sich die Schwäche ihres Geistes in der Schwäche ihres Körpers wieder.

Es gibt auf der ganzen Welt keinen einzigen mental starken Menschen, der nicht auch einen starken und muskulösen Körper aufbauen könnte, wenn er es wirklich wollte.

Die Ursache mangelhafter körperlicher Entwicklung liegt somit nicht in körperlichen Schwächen, sondern in mentalen und hier insbesondere an einem Mangeln an Konzentrationsfähigkeit. Dies ist nämlich auch das wahre Geheimnis der Champions. Ihre Trainingsweisen und Ernährungssysteme werden völlig überbewertet. Sie sind austauschbar. Ein wahrer Champ würde unter entsprechend günstigen Umständen mit so gut wie jedem durchdachten System erfolgreich sein. Was ihn jedoch wirklich vom durchschnittlichen Athleten unterscheidet, ist sein absolut hingebungsvoller und kompromissloser Fokus auf sein Ziel und das, was er gerade im Inbegriff ist, zu tun. Sein Leben und sein Ziel stimmen hundertprozentig miteinander überein. Sie sind vollständig aufeinander abgestimmt, miteinander synchronisiert.

Erst diese Einstellung ermöglicht es einem Menschen, seine Kräfte und Energien zu kanalisieren und zu einem einzigen Ziel zu leiten, so wie die Strömungen und Wogen eines wilden Flusses durch entsprechende Begradigungen und Eindämmungen eine gewaltige Power entwickeln können. Sei wie dieser Fluss, eine einzige Stromschnelle, die alles mit sich reißt, was sich ihr in den Weg stellt und sich ihrem Bestimmungsort rasant nähert. Du musst beständig auf Dein Ziel konzentriert sein. Du darfst Dich niemals von anderen Einflüssen ablenken lassen. Du musst sie Dir einverleiben, mitreißen und mit Deinem Ziel synchronisieren. Nur so wirst Du Dein Leben mit Deinem Ziel in Einklang bringen und erfolgreich sein.

3.4.1 Die Verbindung zwischen Muskel und Geist

Die neuromuskuläre Komponente Deines Trainings ist von enormer Bedeutung für den Erfolg desselben. Nichtsdestotrotz ist sie nur den wenigsten Athleten überhaupt ein Begriff. Du jedoch solltest Dich eingehend mit ihr beschäftigen. Schließlich geht es hier um die Verbindung zwischen Deinen Muskeln und Deinem Nervensystem, die Brücke zwischen Körper und Geist. Die für das Training bedeutenden Muskelfasern werden nicht von ungefähr als »willkürliche« Muskelfasern bezeichnet. Du kannst diese Muskelfasern willentlich anspannen und wieder entspannen. Diese Fähigkeit ist bei den meisten Menschen jedoch nicht sehr gut ausgeprägt. Sie können ihren Körper zwar normal bewegen, aber gezielt einzelne Muskeln zu aktivieren und die restlichen dabei entspannt zu lassen, das können nur die wenigsten.

Je mehr man dies jedoch übt, desto stärker werden die neuromuskulären Verbindungen zwischen Muskel und Nervensystem ausgebildet und desto größer wird auch die Herrschaft des Willens über die Muskeln des eigenen Körpers. Konzentration ist nun nichts anderes, als die bewusste Stärkung dieser Verbindungen. Mit ihr steigt und fällt die Qualität, Masse und Stärke Deiner Muskulatur. Sie ist für Dich von enormer Bedeutung. Wer sie bei seinem Training vermissen lässt, wird weder einen starken noch einen ästhetisch ansprechenden Körper entwickeln können; höchstens einen unförmigen Fleischklops mit Armen und Beinen.

Stell Dir die Muskelfasern Deines Körpers einfach wie eine Schar von eifrigen Arbeitern vor. Jedes Mal, wenn sie nun für Dich Arbeit verrichten sollen, damit Du Deinen Körper bewegen kannst, schickt Dein Wille entsprechende Arbeitsbefehle an sie, damit sie ihrer Aufgabe nachkommen. Wer nun jedoch den eigenen Bewegungen kaum Aufmerksamkeit schenkt, schickt seinen Muskelfasern auch nur missverständliche Befehle. Bei einigen kommt zwar eine Botschaft an, aber die ist bruchstückhaft und nicht sehr eindringlich. Nur wenige folgen dem Befehl und verrichten ihre Arbeit. Der Großteil jedoch ist zu träge, um sich von solch unklaren Befehlen zur Aktivität drängen zu lassen. Als Ergebnis entstehen unpräzise und kraftlose Bewegungen, die sowohl im Alltag, als auch beim Krafttraining nicht gerade sehr hilfreich sind. Als Folge wird verständlicherweise auch nur ein ungenügender Wachstumsreiz gesetzt.

Derartiges Training ist genau so viel wert wie die Supplements, die dann gekauft werden, um diese geballte neuromuskuläre Inkompetenz wieder auszugleichen.

Je mehr man sich jedoch auf die Arbeit der einzelnen Muskelfasern konzentriert, desto stärker werden diese auch kontrahieren. Der totale Fokus auf die Muskelkontraktion lässt bei allen Fasern des Muskels die Alarmglocken schrillen. Der Befehl zur Anspannung dringt auch bis zum letzten Arbeiter durch. Alle kämpfen gemeinsam um eine möglichst hohe Anspannung. Wer erschöpft ist, wird abgelöst. Er kann jedoch nur kurz verschnaufen, denn eh er sich versieht, ist sein Einsatz wieder gefragt. Wer die unzähligen Arbeiter des eigenen Körpers so beherrscht, kann viel härter mit ihnen arbeiten, größere Lasten bewegen und viel präzisere Wachstumsreize setzen.

Probier es selbst aus: Sieh diese Seite des Buches an, balle gleichzeitig die Finger Deiner rechten Hand zu einer Faust und versuche Deinen rechten Unterarm so fest anzuspannen, wie Du nur kannst, während Deine Aufmerksamkeit weiterhin bei dem Text verweilt.

Nun wende Deinen Blick und all Deine Aufmerksamkeit auf Deinen rechten Unterarm und konzentriere Dich so stark wie möglich auf seine Kontraktion.

Sicherlich wirst Du feststellen, dass Du mit Fokus auf den Unterarm seine Muskeln viel stärker kontrahieren kannst als vorher und dass Du durch die Konzentration auf die Kontraktion in der Lage bist, die Anspannung Deiner Muskulatur beträchtlich zu erhöhen.

Du kannst somit durch die Befolgung des Gebotes der Konzentration die Qualität Deines Trainings und somit auch Deiner Muskulatur beträchtlich erhöhen. Durch die Gebote der Beharrlichkeit und Progressivität erhöhst Du die Quantität Deines Trainings und nun auch noch durch das Gebot der Konzentration die Qualität. Diese drei Gebote gemeinsam bilden somit die absolut notwendige Grundlage jeder erfolgreichen Trainingspraxis. Ohne sie kannst Du die Verwirklichung Deiner körperlichen Ziele gleich vergessen und solltest Dir am besten wieder die Ausrede der schlechten Genetik oder Umstände zurechtlegen.

Mangelnde Konzentrationsfähigkeit ist auch eine gewichtige Ursache für das Vorurteil, dass komplexe Mehrgelenksübungen nicht in der Lage wären, die Qualität der einzelnen Muskeln herauszuarbeiten. Es stimmt zwar, dass sich viele Athleten bei Isolationsübungen am besten auf den einzelnen Muskel konzentrieren können, aber dies ist viel mehr ein Hinweis auf die bisher nur schwach ausgebildete Fähigkeit der Konzentration auf mehrere Muskeln gleichzeitig. Dies kann man jedoch durch ausreichend Übung lernen und das solltest Du auch.

Professionelle Bodybuilder können sich sehr gut auf die Aktivierung ihrer Muskulatur konzentrieren. Schließlich ist genau dies beim Posing gefragt. Jeder gute Schwerathlet kann seine Muskulatur willkürlich und selbst ohne äußeren Widerstand kontrahieren. Auch Du solltest diese Fähigkeit außerhalb Deiner normalen Trainingszeit üben und perfektionieren. Auf diese Weise wirst Du lernen, wie Du Deine Muskulatur am besten ansprechen und dann auch im Training gezielt einsetzen kannst. Dies ist nämlich mit der Grund für die qualitativ hochwertigere Muskulatur von Bodybuildern im Vergleich zu der von vielen Gewichthebern und Kraftdreikämpfern. Sie legen viel mehr Wert auf die Kontraktion ihrer einzelnen Muskeln, anstatt nur auf das Gewicht fokussiert zu sein. Auf diese Weise können sie eine viel differenziertere Muskulatur aufbauen. Bei ihnen geht es primär um die Qualität der Kontraktion. Das verwendete Gewicht ist nur ein Mittel um diese auch zu erreichen. Zusätzlich erleichtert der inflationäre Einsatz von Isolationsübungen die Konzentration auf die einzelnen Muskeln, was sich wiederum positiv auf deren ästhetische Entwicklung auswirkt. Dir würde ich jedoch den Mittelweg empfehlen, um aus allen Welten das Beste für Dein Training und somit auch Deine Entwicklung herauszuholen.

Meiner Meinung sollte man unabhängig aller spezifischen Wettbewerbe einen möglichst starken, muskulösen und gesunden Körper anstreben. Leistung und

Erscheinung sollten in einem gesunden Verhältnis zueinander stehen. Um dies zu erreichen, solltest Du Dich auf komplexe Mehrgelenksübungen spezialisieren und Dich gleichzeitig bei deren Ausführung zu 100 % ganz gezielt auf die Kontraktion jeder einzelnen Muskelfaser konzentrieren. So erwächst Höchstleistung aus Höchstkontraktion durch Höchstkonzentration und qualitativ hochwertiges Wachstum wird die Folge sein.

Du wirst Dich jedoch nur dann voll auf die Arbeit Deiner Muskelfasern konzentrieren können, wenn Du ihnen Deine ungeteilte Aufmerksamkeit zukommen lässt. In Wirklichkeit kann Dich auch gar nichts von Deinem Training ablenken. Du kannst Dich nur ablenken lassen. Solange das Studio nicht brennt, solltest Du jedoch blind und taub für alle äußeren Einflüsse sein. Sie alle haben in Deinem Training nichts zu suchen. Jeder unnütze Gedanke ist Gift für Deine Konzentration.

Unkonzentriert zu sein, ist eine der größten Schwächen des Menschen. Ihr verdankt er fast all sein Versagen. Dabei ist Konzentration keineswegs eine Gabe oder eine Frage der Veranlagung. Sie ist eine Fähigkeit, die ebenso wie jede andere Fähigkeit durch unermüdliche Übung zusehends gestärkt werden kann. Also fang sofort damit an oder Du wirst für immer schwach und erfolglos bleiben. Die Beherrschung des eigenen Körpers ist nämlich die wichtigste Voraussetzung, wenn man auch dessen Entwicklung beherrschen möchte.

Nichtsdestotrotz neigen viele Menschen dazu, andere Menschen beherrschen zu wollen, obwohl sie sich noch nicht einmal selbst beherrschen. Wer sich jedoch nicht selbst beherrscht, der wird von allem möglichen anderen beherrscht wie z.B. von Meinungen, Vorurteilen, Leidenschaften und Trieben. Das ist jedoch absolut verwerflich und auch für Dich mehr als nur kontraproduktiv. Also übe Dich in der Beherrschung Deines Körpers. Erst dann wird er auch für Dich arbeiten und nicht gegen Dich. Erst dann wird aus Unberechenbarkeit Gehorsam und aus ungeordneter Entwicklung gezieltes Wachstum.

3.4.2 Die Kunst der Konzentration

Ebenso wie der Kapitän ein Ziel benötigt, um es ansteuern zu können, so bedarf auch jede Form der Konzentration eines Zieles, auf das sie sich beziehen kann. Auch für Dich gilt, dass Du Dir ohne ein festes Ziel nur selbst im Wege stehen wirst. Wenn Deine Beine nämlich nicht wissen, wohin sie gehen sollen, dann werden sie nur über sich selbst stolpern.

Feste Ziele führen Dich durch den Dschungel des Durchschnitts zu den Bergen der Höchstleistung. Versuche diese Ziele in Deinem Leben zu verankern. Am besten wirst Du Mitglied in einem Kraftdreikampf- oder Gewichtheberverein und trainierst für Wettkämpfe oder Du suchst Dir ein gutes Studio in dem Wettkampf-Bodybuilder trainieren und nimmst Dir an ihnen ein Beispiel. Je fester und ernsthafter die Ziele nämlich sind, die Du vor Augen hast, desto fokussierter wirst Du auch für sie trainieren.

Dein Wille kann zu einer wahren Höchstleistungsmaschine werden, wenn

Du ihm klar machst, was es zu erreichen gilt. Wenn Du dies jedoch versäumst, dann wird er wie ein herrenloses Schiff über den Ozean treiben. Mal hier und mal dort hin, ohne festen Kurs.

Ebenso wie der Fokus auf das Ziel, so muss auch der Weg, sprich das Training, unter beständiger Konzentration beschritten werden. Zu diesem Zweck musst Du lernen, die Trennung zwischen Deinem Willen und Deinen Muskeln komplett aufzuheben. Ebenso wie Dein Dir bewusster Körper ein Konstrukt Deines Geistes ist, so ist auch Dein Geist ein Produkt Deines Körpers. Beides sind die zwei Seiten ein und derselben Medaille. Zwei Erscheinungen ein und desselben Daseins. Die Trennung ist nur eine künstliche, konstruierte. Du musst sie überwinden, die Brücke zwischen Körper und Geist einreißen und beide Aspekte Deines Selbst miteinander vereinen.

Du bist Dein Körper. Wenn Du nun trainierst, musst Du zu dem jeweiligen Muskel werden. Du musst Dich komplett in ihn hinein versetzen, spüren wie er kontrahiert und sich wieder entspannt. Sei der Muskel. Fühle die Anstrengung, die Überwindung und die Energie. Spüre die Erschöpfung und im weiteren Verlauf auch die Regeneration und das Wachstum.

Wirklich tiefe Konzentration wurzelt dabei in der aktiven Wahrnehmung des Hier und Jetzt. Jede einzelne Wiederholung ist ein Training für sich. Du musst ihr Deine absolute und ungeteilte Aufmerksamkeit widmen. Auch wenn sie so heißen mag; Du wirst sie nie wiederholen können. Wie Du sie ausführst, so wird auch Deine Entwicklung ausfallen. Dies gilt für alles in Deinem Leben. Die Schwäche steckt im Detail und dort musst Du sie auch bekämpfen.

Treffe die richtigen Entscheidungen, wenn es an der Zeit ist, und dann handle auch entsprechend. Also mach was aus Deinem Potential. Alles, wozu Du Dich entschließt, es zu machen, hat es auch verdient, dass Du es gut machst. Ebenso wie derjenige meistens doppelt kaufen muss, der billig kauft, so muss auch derjenige, der etwas schlecht macht, es zumeist doppelt oder zumindest wieder gut machen. Alles, was es Deiner Meinung nach nicht wert ist, gut gemacht zu werden, solltest Du von jetzt an überhaupt nicht mehr machen. Also erkenne den wahren Wert in den Tätigkeiten Deines Lebens und handle entsprechend. Streiche alles andere, was nicht von Bedeutung ist. Es lenkt Dich ab, stört dadurch Deine Konzentration und hemmt auf diese Weise Deine Entwicklung. Indem Du alles Unwichtige und Unbedeutende aus Deinem Leben entfernst, steigerst Du seine Qualität und Deine Effizienz enorm.

Also sei konzentriert und arbeite fokussiert. Nichts ist selbstverständlich, schon gar nicht das Angenehme, Hilfreiche und Mögliche. Jeder Tag, jedes Training, jeder Satz und jede einzelne Wiederholung könnte Deine letzte sein. Beachte sie auch entsprechend und lass ihr den Respekt zu kommen, den sie verdient hat. Wenn es Dir einmal nicht mehr möglich sein sollte, dies zu machen, dann wirst Du Dich an meine Ermahnungen erinnern. Aber dann wird es zu spät sein. Der

Dumme neigt dazu, sein Potential und die Möglichkeiten seines Daseins erst dann wahrzunehmen, wenn sie ihm bereits genommen sind. Begehe diesen Fehler nicht. Sei klug und konzentriere Dich hier und jetzt auf das, was Dir möglich ist. Wach auf und wachse. Wachse, solange Du es noch kannst.

Entscheide Dich für einen Weg und dann beschreite ihn auch kompromisslos. Wenn Du einmal von Deinem Weg abkommen solltest und die Konzentration zu verlieren drohst, gibt es eine simple Möglichkeit Deinen Geist wieder zu beruhigen und seine Konzentration zu bündeln, quasi ein weiteres nützliches Programm Deines Nervensystems: Atmen und Fokussieren.

So wie sich Deine Atmung durch Aufregung oder Stress beschleunigt oder aus dem Takt gerät, so lässt sich anders herum auch Dein Gemütszustand sowie der Grad Deiner Konzentration durch die Atmung steuern und kontrollieren. Durch ruhiges und tiefes Atmen kannst Du auch einen unruhigen Geist wieder beruhigen und auf Dein Ziel fokussieren. Probiere es am besten direkt jetzt gleich mal aus.

3.4.3.1 Koordination

»Das herausstechende Charakteristikum des erfahrenen Athleten ist die Leichtigkeit seiner Bewegung, selbst während maximalen Einsatzes. Der Anfänger ist charakterisiert durch seine Verspanntheit, überflüssige Bewegung und übertriebenen Einsatz.« Bruce Lee [35]

Die Kontrolle Deines Körpers erlangst Du über die Koordination Deines Nervensystems und diese wiederum lässt sich nur durch die Konzentration Deines Geistes trainieren. Dieser holistische Zusammenhang ist von großer Bedeutung für Dich und Deine Entwicklung: Konzentration (Geist) -> Koordination (Nervensystem) -> Kontrolle (Körper).

Mit der Konzentration haben wir uns soeben befasst und nun folgt eine grundlegende Auseinandersetzung mit den wichtigsten Punkten der Schulung Deiner Koordination. Je schlechter diese nämlich ist, umso mehr behinderst Du Dich selbst an Deiner Entwicklung. Du kannst weniger Gewicht bewegen, den Zielmuskel schlechter ansprechen und dementsprechend gering fällt dann auch der Trainingseffekt aus.

Bruce Lee war ein Meister der Koordination. Ihm war es möglich, trotz geringen Aufwands unglaubliche Kräfte freizusetzen. Auch Du solltest Dir das Potential der Koordination zu Nutze machen, um Deine Trainingsgewichte beträchtlich zu steigern. Lee definiert sie folgendermaßen: »Koordination ist die Qualität, welche es dem Individuum ermöglicht, all die Kräfte und Fähigkeiten seines gesamten Organismus in das effektive Ausführen einer Handlung zu integrieren.« [36]

Koordination ist somit die Fähigkeit des Nervensystems, Bewegungsabläufe zu erlernen, durch regelmäßige Übung zu festigen und beständig zu optimieren.

Jedes Mal, wenn Du einen neuen Bewegungsablauf erlernst oder eine neue Übung in das Training integrierst, muss Dein Körper erst wieder die entsprechende Koordination erlernen, um diese Bewegung auch möglichst optimal durchführen zu können. Nicht selten ist ein starker Muskelkater in den entsprechenden Muskeln die Folge. Dies ist jedoch kein Anzeichen für einen gut gesetzten Trainingsreiz, sondern nur für die ungenügende Koordination dieses Bewegungsablaufes. Das Nervensystem weiß während der Bewegung nämlich noch nicht genau, welche Muskeln zu welchem Zeitpunkt ins Spiel gebracht und wieder von anderen abgelöst werden müssen. So geschieht es, dass die Muskeln nicht nur gegen den Widerstand des Gewichtes, sondern auch gegeneinander arbeiten, da sie noch nicht aufeinander eingespielt sind. Der daraus entstehende Muskelkater ist somit ein Resultat dieser intermuskulären Konfrontation. Er entsteht immer dann, wenn man die Bewegung nicht mehr unter Kontrolle hat, nur noch krampfhaft gegen das Gewicht ankämpft und versucht, es irgendwie hoch zu bekommen. Dieser Zustand wird durch Erschöpfung noch verstärkt.

Entgegen aller Allgemeinplätze ist dies kein erstrebenswerter Zustand. Muskelkater deutet auf mangelhafte Koordination und eine Beschädigung der Muskulatur hin, die nichts mit Hypertrophie zu tun haben muss. Auf keinen Fall sollte er 1:1 mit Muskel- und Stärkewachstum gleichgesetzt werden. Einerseits kann man nach jedem Training exzessiven Muskelkater haben und dennoch kaum Fortschritte machen. Andererseits kann man auch beträchtlich an Stärke und Masse zulegen, ohne überhaupt Muskelkater zu haben. Der Fortschritt ist normalerweise dann am größten, wenn man durch das aktuelle Training keinen Muskelkater bekommt. Durch diesen erweitert sich die Regenerationszeit nämlich beträchtlich und Regenerationszeit ist schließlich die Zeit, in der man keinen neuen Trainingsreiz setzen kann. Somit solltest Du Dein Training immer so gestalten, dass Du gerade so keinen Muskelkater bekommst. Wenn dieser nämlich auftritt, hast Du Deine Muskulatur nicht nur zum Wachstum angeregt, sondern auch noch unnötigerweise geschädigt. Die Grenzen sind hier jedoch fließend.

Für das Wachstum eines Baumes wäre es optimal, wenn er in seinem Leben immer stärker werdenden Windstärken ausgesetzt wäre. Wenn er jedoch beständig durch Stürme und Blitzschläge traktiert wird, wird er immer so stark zerstört, dass er sein gesamtes Leben damit beschäftigt sein wird, diese Schäden wieder zu beheben. Für progressives Wachstum wird er weder Zeit noch Energie haben. Dies gilt ebenso für Deinen Körper. Du musst Deinen Körper durch das Training stören und nicht zerstören. Es geht hier um zusätzliches Wachstum und nicht um beständigen Neuaufbau. Wer somit durch falsches Training seinen Körper zerstört, der zerstört auch seine Chancen auf das Wachstum desselben.

Wenn der Muskelkater Dein ständiger Begleiter ist, dann ist dies ein Anzeichen dafür, dass Dein Training nicht optimal ist, dass Deine Koordination mangelhaft ist und dass Du zu wenig Wert auf die Technik und zu viel auf das Gewicht legst. Hier liegt auch die Ursache dafür, dass das Training mit schweren Gewichten so einen schlechten Ruf hat. Dieser ist jedoch völlig unbegründet.

Die häufigen Verletzungen beruhen nämlich nicht auf der schweren Belastung, sondern einzig und allein auf der mangelhaften Koordination, die natürlich auch dann die größten Schäden hervorruft, wenn die Belastung maximale Widerstände erreicht. Wenn man einen instabilen Kran baut, dann wird er zwar geringe Lasten bewältigen können. Sobald er jedoch an die Grenzen seiner Leistungskapazität geht, wird die Instabilität zu seinem Untergang. Exakt das Gleiche gilt auch für eine instabile Technik beim Training mit Gewichten. Wenn man nur mit geringen Gewichten beugt, hebt oder drückt, dann verzeiht der Körper eine schlechte Technik. Wer jedoch mit höheren Gewichten beim Beugen X-Beine bekommt, beim Heben einen krummen Rücken hat oder sich beim Drücken unter der Stange windet wie ein wurmiger Wurm, bei dem ist die Verletzung vorprogrammiert. Der Idiot schlussfolgert daraus irrtümlich, dass das Training mit schweren Gewichten an der Verletzung schuld sei. Schließlich habe es beim Training mit leichten Gewichten keine Probleme gegeben. Der Kluge jedoch weiß, dass nicht das schwere Gewicht an sich, sondern die schlechte Technik der ausschlaggebende Faktor für die Verletzung gewesen ist.

Kaum jemand gibt sich von Anfang an die notwendige Mühe, um die Technik seiner Übungen ausreichend zu perfektionieren. Beständig schleppen dann viele ihre mangelhafte Koordination von Training zu Training und wundern sich dann auch noch über daraus entstehende Schmerzen, Probleme und Schwächen. Dabei sind diese nichts anderes als das Warnsignal des Körpers, dass hier eine Dysbalance zwischen Belastung und Koordination vorherrscht. Nur die wenigsten können diese Anzeichen jedoch an sich selbst erkennen, geschweige denn richtig deuten. Du jedoch solltest von Anfang der Koordination einen sehr hohen Stellenwert beimessen.

Je besser Deine Koordination ist, desto mehr Kraft kannst Du im Training entfesseln und desto effektiver sowie gesünder und somit auch erfolgreicher wirst Du nicht nur trainieren, sondern auch leben.

3.4.3.2 Koordinationstraining

Beim Training der Koordination geht es darum, bestimmte Bewegungsabläufe so oft und so perfekt wie möglich einzuüben. Was dabei in Deinem Nervensystem geschieht, kannst Du Dir sehr gut an folgendem Beispiel des Entstehens einer Abkürzung über eine Wiese verdeutlichen: So wie viele Menschen es vermeiden wollen, umständliche und unnötige Bewegungen auszuführen, indem sie z.B. eine Wiese umständlich um eine Ecke umgehen müssen, kürzen sie einfach ab und gehen quer über die Wiese. Neue Wege entstehen schließlich, indem man sie geht. Je öfter dies nun gemacht wird, umso mehr wird sich ein bestimmter Weg herauskristallisieren, der sich Schritt für Schritt auch auf der Wiese abzeichnen und Konturen gewinnen wird. Sobald solch ein Weg erst einmal entstanden ist, wirkt er sehr attraktiv auf alle anderen. Er ist dann ein sog.

Attraktor. Er wird immer ebener und freier von Bewuchs. Von da an ist es einfach effizienter, diesen Weg zu nehmen, wodurch noch mehr Leute ihn nutzen werden, wodurch er noch effizienter wird usw. In Deinem Nervensystem geschieht genau das Gleiche. Für jede Deiner Bewegungen entstehen zwischen dem jeweiligen Muskel und dem Nervensystem neuronale Pfade. Je öfter eine bestimmte Bewegung nun ausgeführt wird, desto stärker bilden sich die entsprechenden neuronalen Pfade aus und desto öfter wird auf diese spezielle Bewegungsausführung zurückgegriffen, wenn man sich nicht mehr auf diese Bewegung konzentriert, sondern sie unbewusst ablaufen lässt.

Wer sich nun jedoch beim Erlernen des jeweiligen Bewegungsablaufes nicht auf die Technik konzentriert, zu schwere Gewichte verwendet oder bis zur Erschöpfung trainiert, bei dem prägen sich falsche Bewegungsabläufe ein, die er auch so schnell nicht wieder los wird, wenn er nichts dagegen unternimmt. Aus diesem Grund ist die Kenntnis der richtigen Technik sowie die Konzentration auf die richtige Ausführung dieser von allerhöchster Priorität für jeden ernsthaften Schwerathleten.

Nur wer konzentriert trainiert, wird auch koordiniert trainieren und somit Verletzungen aus dem Weg gehen können. Alles andere wäre mehr als nur dumm, denn die Dummheit des Trainierenden würde sich nicht nur in mangelnder Konzentration, sondern auch in seiner Koordination widerspiegeln. Bei größeren Anstrengungen würde er da zittern und wanken, wo ein Champ ruhig wie ein Fels in der Brandung verweilen würde.

Es ist genau diese Ruhe, die anzustreben ist. Sie weist nämlich darauf hin, dass die gesamte Stärke des Körpers genau dort freigesetzt wird, wo sie auch benötigt wird, nämlich beim Kampf gegen die Hantel. Alle weiteren unkontrollierten sowie ungleichmäßigen Bewegungen und Schwankungen des Körpers sind nichts als Kraftverschwendung und somit eine Schwäche der Konzentration und Koordination.

Eine gute Technik wird nur derjenige erlernen, der sein Nervensystem darauf konditioniert, die entsprechenden Bewegungsabläufe, mit einem Minimum an verschwendeter Energie und unnötigen Bewegungen einzuprogrammieren. Erst dann wird er zu maximaler Effizienz und somit auch zu maximalen Einsätzen fähig sein. Bevor Du somit beginnst, schwer zu trainieren, solltest Du vorher immer gelernt haben, Dich koordiniert zu bewegen. Genau hier stoßen wir wieder auf die Notwendigkeit der Spezialisierung auf die komplexen Mehrgelenksübungen. Je weniger Übungen Du nämlich machst, desto besser kannst Du diese auch koordinieren und desto stärker wirst Du in ihnen auch werden.

Es gibt zusätzlich eine gute Möglichkeit um die Koordination unseres Körpers drastisch zu verbessern: Man muss das Licht ausschalten. Einen Großteil unserer Koordination regeln wir nämlich über unsere optische Wahrnehmung. Du kannst Deine Koordination und somit auch Deine Kraftleistungen erheblich optimieren, indem Du übst, blind, sprich mit verschlossenen Augen, zu trainieren. Um Dir bewusst zu machen, welch großes Potential in diesem Punkt schlummert, bitte ich Dich, nun folgende kleine Übung auszuführen: Dazu musst Du auf einem Bein stehen und einen stabilen Stand finden. Nun schließe Deine Augen und versuche dabei weiterhin diesen bewegungslosen Zustand für mindestens 10 Sekunden aufrecht zu erhalten.

Hierbei wirst Du spüren, welche Rolle die optische Wahrnehmung spielt und wie stark sich diese kleine Übung auf die Koordination Deiner Beinmuskulatur auswirkt. Versuche in Zukunft den richtigen Bewegungsablauf von innen zu spüren und nicht von außen zu sehen. Wenn Du dann beim schweren Training auch noch die Hilfe Deiner Augen hinzunimmst, wird Deine Koordinationsfähigkeit beträchtlich angewachsen sein.

Zur Koordinationsverbesserung klassischer Übungen hat es sich ebenfalls bewährt, für einen bestimmten Zeitraum koordinativ anspruchsvollere Variationen dieser Übungen auszuführen, was sich bereits innerhalb kürzester Zeit durch eine entsprechende Leistungssteigerung bei der ursprünglichen Übung äußern wird. Das beginnt bei der Möglichkeit, die typischen Langhantel-Übungen des Drücken und Ziehens auch einmal mit Kurzhanteln auszuführen, geht über das Üben von Kniebeugen und Kreuzheben auf einer instabiler Unterlage, bis hin zum ebenfalls koordinativ sehr anspruchsvollen Training von Dips oder Klimmzügen an frei hängenden Ringen. Wenn Du diese Möglichkeiten ab und an in Dein Training mit einfließen lässt, wirst Du innerhalb kürzester Zeit viel mehr Gewicht verwenden können, ohne überhaupt etwas an den Muskeln selbst verändern zu müssen und das nur durch die Optimierung ihrer Koordination. Nun arbeiten sie nicht mehr gegeneinander und gegen ein geringes Gewicht. Sie arbeiten miteinander an der Bewältigung eines viel höheren Gewichtes. Der holistische Gedanke lässt grüßen.

Zusätzlich stärkt konzentriert ausgeführtes Krafttraining nicht nur den Körper, sondern auch den Geist und insbesondere die Interaktion beider. Korrekt ausgeführtes Bodybuilding ist somit immer auch Mindbuilding: »Wer das Wesen der Muskel-Beherrschung ernsthaft studiert, wird bald die Tatsache gewahr werden, daß seine Willenskraft zugenommen hat, daß seine geistigen Fähigkeiten klarer arbeiten und größerer Konzentration fähig sind. Auf diese Weise gelangt man zu dem Schluß, daß die Beherrschung der Muskeln in genau derselben Weise unsere geistigen Kräfte stärkt wie den Körper und unsere Gliedmaßen.« Maxick [37]

3.5 Sei evolutionär

Das evolutionäre Prinzip ist wohl das erfolgreichste Prinzip auf der Welt. Schließlich hat es alle anderen erfolgreichen Prinzipien hervorgebracht, indem es alle weniger erfolgreichen Prinzipien aussortiert hat. Sein Motto lautet: Das Bessere ist der Feind des Guten. Das Bessere wiederum kann dabei im Neuen enthalten sein und durch Zufall entstehen.

Im Alltag wird sich dann zeigen, was auch wirklich besser ist. Alles was nicht besser ist, wird scheitern und auf diese Weise aussortiert. In der Natur sind die entsprechenden Schlagwörter: Mutation und Selektion. Für Dich sind es die Untergebote: Sei abwechslungsreich, sei kreativ, sei selektiv und sei intuitiv. Alle vier zusammen ergeben das 5. Gebot: Sei evolutionär.

Dabei geht es darum, Dich ein für allemal davor zu schützen, dass Du Dir von irgendwem anders außer Dir selbst feste Vorschriften für Training und Ernährung aufdrängen lässt. Alle festen Muster, Vorgaben, Richtlinien und Prinzipien sind nur Grenzen und Beschränkungen, in denen Dein Geist gefangen wird. Befreie Dich von all diesen Mustern.

Es kommt nicht nur auf Training und Ernährung allein an, sondern auch immer auf die Auswirkungen derselben auf Dich und Deine Entwicklung. Deine persönliche Erfahrung entsteht durch Deine Handlungen und deren Ergebnisse. Es ist einzig und allein diese Erfahrung, die zählt, und nichts anderes. Behalte bei, was sich bewährt und streiche die Aspekte und Komponenten Deines Lebens, die nicht zu Deiner Entwicklung beitragen oder sie sogar hemmen. Nicht derjenige wird am meisten Fortschritte machen, der immer mehr Prinzipien gleichzeitig versucht zu befolgen, sondern derjenige, der es schafft, alle unwichtigen Prinzipien abzulegen und sich auf die wirklich wichtigen zu besinnen.

3.5.1 Die besten Systeme der Welt

Wenn Training und Ernährung so eine spezielle Sache wären, dann hätte sich in den letzten einhundert Jahren längst herauskristallisiert, welches System das beste wäre. Schließlich wäre die Weltspitze der Bodybuilder und Kraftsportler nur durch ein entsprechendes System so weit gekommen und an allen anderen Versuchen gescheitert. Die Dominanz eines solchen Systems hätte sich bereits längst herumgesprochen. Das Gegenteil scheint jedoch der Fall zu sein. Von Eugen Sandow über Arnold Schwarzenegger bis hin zu Dorian Yates gibt es gravierende Unterschiede in der Art und Weise ihres Vorgehens.

Obwohl Serge Nubret auf der Bank 225 kg drücken konnte, trainierte er trotz seiner großen Stärke mit vergleichsweise geringen Gewichten, aber dafür mehrere Stunden pro Tag. Seine Ernährung entsprach so ziemlich dem Idealbild eines Bodybuilders. Enorme Mengen an Fisch und Fleisch standen auf seinem täglichen Speiseplan. Casey Viator hingegen ging genau entgegengesetzt vor. Er trainierte nur sehr selten und kurz, dafür aber immer mit sehr schweren Gewichten. Bill Pearl trainierte im Gegensatz zu vielen anderen bereits kurz nach Sonnenaufgang. Dennoch wurde er zweimal Mr. Universum und das, obwohl er sich streng vegetarisch ernährte. [38]

Für jede einigermaßen sinnvolle Abwandlung der bekannten Trainings- und Ernährungssysteme wird sich auch immer ein Vertreter derselben finden lassen, der damit Erfolg hatte. Vom extremen Volumentraining mit penibel aufgefächerten Splitprogrammen und mehreren Trainingseinheiten pro Tag bis hin zu nur ein bis zwei pro Woche ausgeführten Ganzkörpereinheiten hat es alles schon gegeben. Auch in der Ernährung sind die Möglichkeiten schier unerschöpflich, solange man sich an gewisse Grundsätze hält. Genau dies gilt auch fürs Training. Der Erfolg hängt nämlich nicht von dem System an sich ab, sondern vielmehr von den jeweiligen Umständen, in denen sich der jeweilige Athlet befindet, und welches System ihm unter diesen Umständen die beste Entwicklung ermöglicht. Wer sich zusätzlich an die grundlegende Gebote hält, so wie sie in diesem Buch vorgestellt werden, hat alles, was er wissen muss, um wirklich groß und stark zu werden.

3.5.2 Die Basis

Grundlegend gibt es nichts, was Du nicht ausprobieren kannst. Es gibt jedoch neben den hier vorgestellten Geboten gewisse fundamentale Prinzipien, an denen Du Dich vorwiegend orientieren solltest:

Produktives Training ist immer simpel. Je komplizierter Dein Programm ist, desto mehr potentielle Fehlerquellen wird es auch enthalten. »Simpel« bedeutet dabei nicht, dass es leicht sein soll. Im Prinzip geht es einfach darum, dass Du bevorzugt unter verschiedenen Bedingungen im Bereich von 1-20 Wiederholungen und zusätzlich mit möglichst hohen Gewichten im Rahmen von 60-100 % Deines Maximalgewichtes trainieren solltest. Das ist Deine Welt.

Viele Leute machen geradezu eine Wissenschaft daraus, diese Welt zu klassifizieren sowie zu organisieren und nennen das Ganze dann Periodisierung. Lass Dich davon nicht verrückt machen und lass Dich auch unter keinen Umständen dazu hinreißen, über längere Zeiträume hinweg unter Deinen momentanen Möglichkeiten zu trainieren. Nicht wenige sind durch gewisse Trainingsprogramme, in denen man gezielt mehrere Wochen mit geringeren Gewichten als möglich trainiert, im Endeffekt schwächer geworden, als zu Beginn dieser Zyklen. Ein paar lockere Einheiten können bei Bedarf sehr sinnvoll sein. Aber wer gezielt untertrainiert, ist selber schuld. Er wird sich nämlich nicht weiter- sondern zurückentwickeln.

Das, was für Dich jetzt schweres Gewicht ist, sollte so schnell wie möglich zu leichtem Gewicht werden. Dies geht jedoch nur, indem Du Dich daran gewöhnst und dies ist wiederum nur möglich, wenn Du Deinen Körper so oft wie möglich damit konfrontierst ohne dabei auszubrennen. Aus diesem Grund solltest Du den Schwerpunkt Deines Trainings auf schweres Gewicht und wenige Wiederholungen legen. Nur so wirst Du nicht nur groß, sondern auch stark werden.

Wenn man all den wissenschaftlichen Ballast und unnützen Schnickschnack streicht, ist Periodisierung nicht sehr kompliziert. Du musst nur regelmäßig mit folgenden Parametern spielen: Intensität, Erschöpfung und Volumen. Außerdem sind Trainingsfrequenz sowie Übungswahl, -kombination und -variation wichtige Eckpfeiler Deines Trainings und auch diese solltest Du regelmäßig verändern. Weitere Punkte wie Bewegungsgeschwindigkeit, Pausenlänge usw. sind bereits implizit in den Parametern enthalten, jedoch ebenfalls von großer Bedeutung.

Das sieht auf den ersten Blick sehr komplex und vielschichtig aus, was aber vor allem daran liegt, dass es sich hier um verschiedene abstrakte Begriffe handelt, hinter denen relativ simple Zusammenhänge stecken, die Du mit etwas gesundem Menschenverstand und einer geschulten Intuition sicherlich gut in den Griff bekommen wirst.

Viele der möglichen Kombinationen von Trainingsparametern lassen sich nun einmal besser ausführen und andere sind wiederum mit Komplikationen verbunden. So wird Dich z.B. die Paarung einer hohen Intensität mit einem vergleichbar hohen Volumen relativ schnell ins Übertraining führen, wenn Du sie nicht durch eine entsprechende Verminderung der Trainingsfrequenz regulierst. Ebenso werden Dir beim Maximalkrafttraining zu kurze Pausen zwischen den Sätzen einen Strich durch die Rechnung machen. Auf diese Weise kann Dein Nervensystem nämlich nicht optimal angesprochen werden, weil Dein Körper noch vom vorherigen Satz zu erschöpft ist. Auch hier gilt somit der holistische Ansatz: Alles hängt mit allem zusammen. Alle beteiligten Parametern sollten immer aufeinander abgestimmt sein und nie rein willkürlich gewählt werden. Ein guter Trainingsplan muss Sinn ergeben, er muss einem Ziel folgen und er muss zu Deinen momentanen Lebensbedingungen passen. Hinzu kommt, dass Du Abwechslung groß schreiben solltest, um die Gewöhnung Deines Körpers an immer gleiche Trainingsreize weitestgehend zu vermeiden.

Wenn Du für Wettkämpfe trainierst, solltest Du Dein Training immer so planen, dass Du zum notwendigen Zeitpunkt am Gipfel Deiner momentanen Leistungsfähigkeit stehst. Falls dies jedoch nicht der Fall ist und Du nur für Dich selbst trainierst, hast Du völlig freie Hand. Dann stehen Dir alle Wege offen und Du solltest sie alle auch einmal beschreiten, um zu wissen, wie sie sich auf Deine Entwicklung auswirken. Anstatt der undurchdringbaren Komplexität solltest Du auch vielmehr die schier unerschöpflichen Möglichkeiten sehen, die sich Dir hier offenbaren. Die Frage darf jedoch nie sein, ob Du bestimmte Aspekte der Periodisierung ganz weg lässt, sondern nur, welche Aspekte wie lange trainiert werden, welche Schwerpunkte Du setzt.

Die Schlüsselrolle sollte jedoch immer der Intensität zukommen. Sie ist der Fixpunkt, an dem sich alle anderen Parameter zu orientieren haben. Schließlich arbeiten wir nun mal mit Gewichten und diese sollten nicht nur das Mittel, sondern auch der Maßstab unserer Entwicklung sein.

Hohe Intensität führt Dich dabei zur Stärke, mit Tendenz zu mehr Volumen zur Masse und mit Konzentration auf die Kontraktion zur Klasse Deiner Muskulatur. Die jeweilige Mischung entscheidet, was Du damit erreichen wirst.

Weiterhin solltest Du lernen, beständig an der Grenze zum Übertraining zu trainieren, ohne jedoch in dieses hineinzurutschen. Dies kann Dir auf zweierlei Arten passieren, die sich gegenseitig bedingen: Du kannst einerseits übertrainieren und andererseits unterregenerieren. Beides solltest Du im Griff haben und aufeinander abstimmen. Nur so wirst Du die bestmöglichen Fortschritte machen.

Du solltest im Training alles geben, aber nur selten bis zur Erschöpfung gehen. Produktiver ist es, frisch zu bleiben. Das heißt, dass Du nicht erst dann aufhören solltest, wenn Du das Gewicht nicht mehr bewegen kannst, sondern bereits dann, wenn Deine Koordination versagt. Du solltest somit nicht bis zum Bewegungsversagen, sondern nur bis zum Koordinationsversagen trainieren. Dieses beginnt dort, wo die saubere Technik endet. Alles, was darüber hinaus, geht provoziert nicht nur Verletzungen, sondern verschwendet auch unnütz Zeit und Energie, da als Folge das wieder aufgebaut werden muss, was überhaupt nicht hätte zerstört werden sollen. Wer es derart übertreibt, wird es einerseits an seinem übertrieben starken Muskelkater spüren und zusätzlich an der überlangen Regenerationszeit, die dadurch nötig wird. Wenn Du Dich nach dem Training jedoch frisch und energiegeladen fühlst, ist dies ein gutes Anzeichen dafür, dass Du es nicht unnötig übertrieben hast und schon bald wieder trainieren kannst. Zumindest solltest Du Dein Training von der Notwendigkeit der Erschöpfung entkoppeln und sie nur gezielt einsetzen. Aber das ist nur eine Empfehlung. Du selbst musst ausprobieren, was Dir die besten Ergebnisse bringt. Denn einzig und allein darauf kommt es an: Deine Ergebnisse.

Außerdem solltest Du lernen, zwischen stärker sein und stärker erscheinen unterscheiden zu können. Abfälschen, Schwung, Hilfsmittel usw. machen Dich nicht stärker, sie lassen dich nur stärker erscheinen. Auf lange Sicht werden Sie sogar Deine Fortschritte hemmen. Du solltest von Anfang an ohne diese Krafttäuschungen trainieren und eine klare Linie verfolgen. Täuschungen sind nämlich immer eine Schwäche; insbesondere dann, wenn sie im Gewand der Stärke erscheinen.

3.5.3 Deine Intuition

»Die Intuition arbeitet messerscharf, der Verstand ist schwach.« Henning Plessner [39]

All das, was Du bisher in Deinem Leben erlebt hast, Dich aber nicht mehr daran erinnern kannst, ist nicht wirklich vergessen und verloren. Es ist alles in Deinem Gehirn abgespeichert. Du kannst nur nicht bewusst darauf zugreifen. Es ist Dein unbewusstes Wissen. Nichtsdestotrotz ist dieses Wissen die Grundlage Deines bewussten Denkens und Handelns. Dein Bewusstsein ist nur die Spitze des Eisberges. Doch Deine Intuition, Dein Bauchgefühl ist viel bedeutender. Fast alle Deine Entscheidungen triffst Du auf der Grundlage Deiner Intuition. Erst nachträglich versucht Deine bewusste Vernunft die jeweils getroffene Entscheidung zu begründen. Du kennst dies sicherlich aus eigener Erfahrung. Ein Entschluss ist oftmals schnell gefasst, obwohl Du gar nicht so genau weißt, weshalb. Du spürst einfach nur, dass es der richtige Weg ist. Andererseits geschieht es Dir sicherlich auch ab und an, dass Dich jemand zu etwas bestimmten drängen oder überreden will und auch gute und vernünftige Gründe dafür vorweisen kann, aber tief in Dir drin spürst Du, dass da irgend etwas nicht stimmen kann. Auch hier meldet sich Deine Intuition zu Wort. Du solltest auf sie hören. Sie ist nämlich nicht das Gegenteil der Vernunft, kein zufälliges Raten, sondern die Weisheit Deiner gesamten Lebenserfahrung. Sie basiert auf all dem, was Du bisher über Dich und die Welt gelernt hast, ohne dass Dir je wirklich bewusst geworden ist, dass Du es gelernt hast.

Intuition ist somit nichts anderes, als ein unbewusst ablaufendes Programm Deines Geistes, welches all Deine Erfahrungen und Erlebnisse in genau diejenigen Urteile und Entscheidungen übersetzt, die es Dir erleichtern sollen, in Deinem Leben das Richtige zu tun. Das Richtige ist für Deine Intuition all das, was Du bereits schon einmal gemacht und erlebt hast und zusätzlich von starken positiven Emotionen begleitet war. Jedes Mal, wenn Du Dich über irgend etwas in Deinem Leben besonders freust, es liebst oder es eine sonst wie starke Emotion in Dir hervorruft, dann heftet sich diese Emotion wie eine Markierung an exakt die Denk- und Verhaltensweise, die Du parallel zu dieser stark emotionalen Erfahrung an den Tag gelegt hast. Jedes Mal, wenn Du wieder in eine vergleichbare Situation gelangst, meldet sich die Intuition bei Dir und versucht Dich genau zu dem Entschluss oder der Handlung zu drängen, mit der Du bereits schon einmal Erfolg hattest. Dies macht sie jedoch nicht durch bewusste Gedanken, sondern über Emotionen wie z.B. das berühmte Bauchgefühl.

In der Psychologie werden diese Emotionen als somatische Marker bezeichnet. Du solltest sie nie ignorieren, sondern lernen, sie zu verstehen. Diese somatischen Marker sind nichts anderes, als die Daten, sprich potentielle Informationen, des Programmes Deiner unbewussten Weisheit. Derartige Emotionen sind somit keine unwichtigen Gefühlsduseleien. Das Unbewusste in Dir kommuniziert nämlich mit Deinem Bewusstsein durch die Sprache der Gefühle. Auf diese Weise versucht sie Dir, Ihre Entscheidungen mitzuteilen. Das Unbewusste ist dabei ein absoluter Hochleistungsrechner, der äußerst exakt arbeitet, und zwar viel schneller und akkurater als die Vernunft Deines Bewusstseins.

Solange die Wahrnehmungen und Erfahrungen sowie die daraus resultierenden emotionalen Erlebnisse Deines gesamten Lebens einigermaßen logisch zustande gekommen sind, solange wird Dir Deine Intuition auch die bestmöglichen Entscheidungsvorschläge anbieten. Du musst sie nur ergreifen und auch befolgen. Falsch erlernte Zusammenhänge jedoch, die sich auf der Grundlage von Vorurteilen, Stereotypen und Unwahrheiten in Deinen unbewussten Geist geschlichen haben, können Dich auch auf die falsche Fährte locken und Dich zu komplett idiotischen Denk- und Verhaltensweisen verleiten. Genau für derartige Situationen hast Du Dein Bewusstsein. Es ist dazu da, um die wichtigsten Deiner Entscheidungen noch einmal auf den Prüfstand zu stellen und zu überprüfen, ob sie auch wirklich sinnvoll und richtig sind. Hier wird sich dann entscheiden, welchen Wert Deine Intuition überhaupt für Dich haben wird. Sie funktioniert nämlich nur dann verlässlich, wenn Du in Deinem bisherigen Leben beständig darin bestrebt warst, die richtigen Entscheidungen zu treffen.

Jedes Mal, wenn Du aus niederen oder dümmlichen Gründen bewusst eine falsche Entscheidung getroffen hast, wird diese Vorgehensweise auch 1:1 so in Deinen unbewussten Arbeitsspeicher übernommen und auch jedes Mal wieder in vergleichbaren Situationen abgerufen. Durch falsches Denken und Handeln programmierst Du Dich somit immer stärker auf exakt diese Verhaltensweisen, die Du auch dann, wenn Du zur Abwechslung einmal richtig handeln willst, nicht so schnell wieder ablegen kannst. Durch dumme Denk- und Verhaltensweisen wird man somit immer noch dümmer.

So entsteht Dein Charakter, Deine Persönlichkeit und jedes Mal wenn Du etwas Falsches oder Schlechtes machst, wird sich auch Dein Charakter entsprechend zum Schlechten und Falschen hin entwickeln. Die Intuition beruht somit auf sich selbst verstärkenden Prozessen. Eine fehlprogrammierte Intuition wird einem Menschen dabei so nützlich sein wie ein Sandkasten in der Sahara. Wer somit nicht beständig darin bestrebt ist, korrekt und bedacht zu handeln, der verdammt sich selbst dazu, beständig die falschen Entscheidungen zu treffen. Er wird in seinem Leben weder erfolgreich noch glücklich werden. Beständig wird sich seine Intuition im Clinch mit seinem Bewusstsein befinden. Es wird ihn innerlich zerfressen. Doch er ist selber schuld daran. Durch unsere Gedanken und Handlungsweisen entwickeln wir uns nämlich immer auch zu dem entsprechenden Typ Mensch. Nichts ist wirklich festgeschrieben. Du selbst schreibst die Geschichte Deines Lebens.

Dumm oder klug ist man nicht von Geburt an. Neben den Einflüssen von Erziehung und Umwelt macht man sich vor allem selbst dazu. Dies gilt für alle Eigenschaften des Charakters und der Persönlichkeit. Du selbst entscheidest, welche davon sich in Dir verfestigen und Dich auf Deinem Lebensweg begleiten und charakterisieren. Deswegen solltest Du das schier unerschöpfliche Potential erkennen, dass Dir Deine Intuition bietet. Hör nicht auf andere Leute, Trainer und Athleten, die Dir weismachen wollen, welche Trainings- und Ernährungsweisen gut für Dich sind und welche nicht. Probier es selbst aus und vertrau dabei auf die Ergebnisse, die Dir Deine Intuition liefern wird. Allzu oft schlägt sie mit dem Vorschlaghammer der Gefühle an die Tür Deines Bewusstseins. Du musst nur die Tür öffnen, sie hereinlassen und lernen, ihr zuzuhören. Wenn Du diese Fähigkeit einmal erlernt hast, wird sich Deine Erfolgsrate beträchtlich erhöhen, wodurch wiederum das Programm Deiner Intuition noch besser und schneller wird.

Ein guter Draht zur eigenen Intuition ist somit das Erfolgsrezept eines jeden Menschen und dies gilt bei weitem nicht nur fürs Training. Aus diesem Grund solltest Du von nun an die wahre Aufgabe Deines täglichen Schaltens und Waltens erkennen. Du solltest beständig darin bestrebt sein, Deine Intuition auf

Vordermann zu bringen, indem Du ihre Schwächen beseitigst und sie auf Wachstum programmierst und dies geht nur auf eine einzige Weise: bewusstes, richtiges, korrektes und zielgerichtetes Denken und Handeln. Alles andere verwässert Deinen Erfolg, ist kontraproduktiv und somit Gift für Deine Entwicklung. Vergiss das nie.

3.5.4 Dein Körperlabor

Alles, was Du isst, trinkst und in Deinem Training machst, hat sowohl Einfluss auf Deinen Körper, als auch auf Deinen Geist. Die wenigsten werten jedoch aus, welche Veränderungen in ihrer Lebens-, Ernährungs- und Trainingsweise positive und welche negative Wirkungen mit sich bringen. Wie steht es bei Dir? Weißt Du bereits, was für Dich am besten ist?

Du hast in Deinem Körperlabor sicher bereits unzählige Trainings- und Ernährungsexperimente durchgeführt. Doch was ist mit den Ergebnissen? Dabei musst Du nicht einmal sehr viel an Deinem bisherigen Leben verändern. Deine Intuition übernimmt bereits den Großteil der Arbeit. Im Unbewussten hast Du schon längst gespeichert, welche von den Lebensmitteln und Trainingsweisen, die Du bisher ausprobiert hast, Deiner Entwicklung förderlich sind und welche sich hemmend auswirken.

Nun musst Du nur noch lernen, Dein Bauchgefühl richtig zu deuten. Alle Deine Emotionen, die sich auch in entsprechenden körperlichen Veränderungen spiegeln, vermitteln Dir eine bestimmte Botschaft. Wenn Du diese weiterhin ignorierst, wäre dies so, als würdest Du einen wichtigen Brief nicht lesen, der an Dich adressiert ist.

Diese subtilen Signale Deines Körpers werden als Biofeedback bezeichnet. Sie vermitteln Dir sehr zuverlässig, wie es derzeit um Deinen Körper bestellt ist. In ihnen liegt der Schlüssel zur Optimierung Deines gesamten Lebens. Von der Ernährung bis hin zum Training, wenn irgendetwas daran nicht stimmt, dann wird Dir Dein Körper das auch mitteilen. Höre darauf und verändere Deine Vorgehensweise dementsprechend, bis es Dir nicht nur blendend geht, sondern auch Deine Entwicklung aufzublühen beginnt. Es liegt in Deiner Hand.

Insbesondere ganz bestimmte Symptome sollten Dir klar machen, dass etwas an Deiner derzeitigen Komposition von Training, Ernährung und Regeneration verbesserungswürdig ist. Dein Motivations- und Energielevel sollte mindestens genauso hoch sein, wie es auch Deine Ziele sind. Es ist diese Kraft, die Dich beständig dazu anhält, Dein gesamtes Leben auf ein einziges Ziel hin auszurichten: Wachstum. Wenn hier alles in Ordnung ist, kannst Du es kaum erwarten, wieder ins Studio zu kommen. Du schäumst nur so über vor Energie. Du könntest Bäume ausreißen. Du fühlst, dass alles möglich ist. Man muss es nur machen.

Wenn Du Dich jedoch schweren Herzens zum Training schleppen musst, ansonsten nur träge in der Ecke hängst und von chronischer Müdigkeit geplagt bist, dann ist dies die Art und Weise Deines Körpers, Dir mitzuteilen, dass er mit seinem derzeitigen Leben nicht zufrieden ist. Eventuell reagierst Du auch auf alles gereizt, beständig kocht Dir die Galle über und ein Rudel Läuse scheint auf Deiner Leber herumzutanzen. Hast Du vielleicht in Deinem Körper ein Tierheim für lauter Muskelkater eingerichtet, die Du überhaupt nicht mehr los wirst? Schmerzen Deine Gelenke? Ist Deine Bewegungskoordination getrübt? Kannst Du nicht schlafen? Wie steht es um Deinen Appetit? Musst Du Dich zum Essen zwingen? Kannst Du Dich überhaupt noch richtig konzentrieren? Ist Dein Morgenpuls erhöht? Befindet sich Dein Blutdruck im grünen Bereich? Hast Du Deinen Körperfettgehalt im Griff? Plagen Dich Rückenschmerzen oder Verdauungsprobleme?

Vieles davon kennst Du sicherlich aus eigener Erfahrung. Dir sollte klar sein, dass all diese Aspekte Deines Daseins nicht dazu da sind, damit Du Dich schlecht fühlst. Sie sind die Mitteilungen Deines Körpers, dass etwas Bestimmtes an Deinem Umgang mit ihm nicht stimmt. So lange Du die Ursache jedoch nicht erkannt und abgestellt hast, wirst Du die Beschwerden auch nicht los werden. Also kümmer Dich darum. Du kannst entscheiden, wie es Dir geht und wie schnell Deine Fortschritte sein werden.

Die Kunst dabei ist es nun, auch wirklich herauszufinden, wo der Hase im Pfeffer liegt. Selbst die kleinsten Veränderungen in Deinem Leben, wie z.B. die Verwendung eines bestimmten Gewürzes, können größte Auswirkungen auf Deine Befindlichkeit und Entwicklung haben. Also achte auf jede Kleinigkeit. Lebe und handle bewusst. Nur so wirst Du lernen, zwischen gut und schlecht unterscheiden zu können. Je mehr Schlechtes Du streichst und Gutes beibehältst, desto besser wirst Du Dein Leben optimieren können.

Sicherlich gibt es Tage in Deinem Leben, an denen alles wie geschmiert läuft. Im Training bist Du stark wie nie. Deine Konzentration ist so tief, dass sie bis in die letzte Muskelfaser reicht. Du hast alles im Griff und selbst die schwersten Sachen gehen Dir leicht von der Hand. An solchen Tagen hast Du alles richtig gemacht. Doch was war es, was Du richtig gemacht hast? Was hast Du gegessen, was getrunken? Wann bist Du aufgestanden und wie hast Du den Tag begonnen? Wie hast Du geschlafen und wann bist Du am Vorabend ins Bett gegangen? Worüber hast Du nachgedacht und was hat Dich motiviert? Mit welchen Leuten hast Du Dich umgeben und an welchen Orten bist Du gewesen? All dies ist wichtig. Lerne es im Griff zu haben und entscheide selbst über Dein Leben. Niemand kann Dir vorschreiben, wie Du zu leben, trainieren und essen hast. Niemand, außer Deinem Körper.

Wenn Dir jedoch alles über den Kopf zu wachsen scheint und Du die Kontrolle zu verlieren drohst, hat es sich bewährt, alle Experimente einzustellen und sich auf ganz simple und bewährte Prinzipien zu besinnen. Dies gilt sowohl für das Training, als auch die Ernährung. Wenn Du dann wieder alles im Griff hast und sich Dein Zustand normalisiert hat, kannst Du wieder beginnen, Dein Körperlabor zu aktivieren.

3.5.5 Intuitives Training

»Fortgeschrittene Kraftsportler wissen, daß der Körper auf logisches Training unlogisch reagieren kann – und umgekehrt. Das heißt, von einem bestimmten Stadium an zählen die Argumente des Körpers mehr als gut durchdachte Regeln, und persönliche Erfahrung wird wichtiger als plausible Trainingsprinzipien.« Eberhard Schneider [40]

Der beste Trainingsplan wäre derjenige, der nicht einfach nur aus abstrakten Vorstellungen entstanden ist, sondern auf Deine aktuelle Tagesverfassung zugeschnitten wäre. Am besten ist ein Training schließlich immer dann, wenn es Dir auf den Leib geschneidert wird. Dies ist möglich, wenn Du bereits ein paar Trainingsjahre auf dem Buckel sowie ein gutes Händchen für Trainingsplanung hast und die Botschaften Deines Körpers zu deuten vermagst. Wenn Du bereits so versiert und erfahren bist, dass Du Deine bisherigen Leistungen auswendig kannst und aus dem Stegreif einen sinnvollen Trainingsplan improvisieren kannst, dann solltest Du es ruhig auch einmal probieren, intuitiv zu trainieren.

Versteh mich dabei nicht falsch. Es geht nicht darum, planlos zu trainieren. Es geht darum, so planvoll zu trainieren, dass es in keinen normalen Plan passen würde, da es auf dem Wissen und der Erfahrung aller Dir bekannten und bereits gemachten Pläne und der Einbeziehung Deiner momentanen Verfassung basiert. Das ist ein gewaltiger Unterschied.

Nimm Dir ein festes Trainingsziel vor und lass Dich im Training von Deiner Intuition entsprechend dorthin führen. So kannst Du um Muskelkater oder sogar Verletzungen herumtrainieren, Intensitätstechniken anwenden, Übungsvariationen einbringen, Bewegungsgeschwindigkeiten verändern, Pausenlängen beschneiden usw. Die Möglichkeiten sind unermesslich und wenn Du sie alle spielerisch beherrschst, kannst Du sie alle dazu verwenden, um Dir ein ansprechendes Training zusammenzuschustern.

Für fast alle Schwerathleten ist ein guter und durchdachter Trainings- und Ernährungsplan eine sehr hilfreiche Stütze, ohne die sie überhaupt nicht voran kommen würden. Es ist diese Stütze, die es ihnen erlaubt, in der Welt des Wachstums gehen zu lernen. Doch wer dies einmal geschafft hat und alle wichtigen Schritte und Wege verstanden und verinnerlicht hat, für den wird die Stütze zur Krücke. Warum sollte man sich an Vorgaben halten, von denen man spürt, dass sie nicht genau passen? Körperliche Entwicklungen können immer anders verlaufen, als lineare Trainingsplanungen. Weshalb sollte man im Normalfall wieder trainieren, wenn der Körper noch nicht ausreichend regeneriert ist oder weshalb sollte man noch nicht trainieren, obwohl der Körper bereits längst wieder dazu in der Lage ist? Nur weil der Plan es vorschreibt? Auch in vielen weiteren Situationen können Trainingspläne Schritte vorgeben, von denen Deine Intuition versucht, Dich abzuhalten. Du solltest ihr Gehör schenken. Vielleicht hat sie gute Gründe.

Ein fester Trainings- und Ernährungsplan kann eine Stütze sein, aber auch eine Krücke. Du solltest lernen, den Unterschied zu erkennen.

Um dort jedoch erst einmal hinzukommen, musst Du beständig daran arbeiten, Dein eigenes Training zu optimieren. Du musst aus allen Fehlschlägen lernen, sie manchmal sogar provozieren, um zu erfahren, wo Deine derzeitigen Grenzen liegen. Nur so wirst Du erfahren, welche Aspekte Deines Trainings funktionieren und welche nicht. Es dauert mehrere Jahre, um ein derart gutes Trainingsgefühl zu entwickeln und alle möglichen Variationen, Techniken und Systeme durchzuprobieren.

Wenn man dies jedoch geschafft hat, dann kann man auch ohne feste Pläne und Systeme enorme Fortschritte machen. Man muss nur wissen wie. Auf diese Weise kann man jegliche Routine bekämpfen und den eigenen Körper immer wieder schocken. Je routinierter Dein Trainingsleben nämlich ist, umso mehr wird Dein Körper auch seine Ressourcen zu sparen wissen, die Du eigentlich nutzen solltest.

Weiterhin solltest Du immer zwischen Systemen und ihrer theoretischen Begründung unterscheiden können. Es gibt Systeme, die jeglicher wissenschaftlicher Grundlage entbehren und dennoch zu großem Erfolg führen können. Ebenso gibt es Systeme, die eine umfassende wissenschaftliche Grundlage mit sich bringen und dennoch wenig Nutzen für Dich haben werden. Dazu musst Du folgendes wissen: Derartige wissenschaftliche Grundlagen entstehen meistens, indem einige Gesichtspunkte als wichtig und viele andere als unwichtig erachtet werden. Auf dieser Unterscheidung aufbauend wird dann ein System zusammenrationalisiert, dass für unseren linear und vernünftig denkenden Geist schlüssig klingt. Unser Körper mit all seinen Mechanismen, Rückkopplungen und Gleichgewichten ist ein hochkompliziertes nichtlineares System und lässt sich keineswegs derart einfach verstehen. Ändert man eine Komponente, so ändern sich alle anderen auch. Aus diesem Grund sollte man nie sehr viel Wert auf derartige Verkaufsargumente legen. Das Einzige, was wirklich hilfreich und vor allem wertvoll ist, ist Deine Erfahrung, die auf den folgenden vier Säulen aufbaut: Abwechslung, Kreativität, Intuition und Selektion. Also sei evolutionär.

Lou Ferrigno hat dauerhaft so trainiert: »Ich habe garantiert für einen Körperteil noch nie zweimal genau das gleiche Trainingsprogramm durchgeführt. Wenn man feste Trainingsprogramme vermeidet, kann man sich besser von seinem Instinkt leiten lassen und das Training der Tagesform anpassen, dem aktuellen Konzentrations- und Leistungsvermögen.« [41]

3.6 Sei aggressiv

»Ja, ein Unverwundbares, Unbegrabbares ist an mir, ein Felsensprengendes: das heißt mein Wille.« Friedrich Nietzsche [42]

So, nun wollen wir mal Klartext reden. Wenn Du in Deinem Leben wirklich etwas »reißen« willst, dann musst Du auch etwas dafür tun. Dein gegenwärtiger Zustand ist zum großen Teil durch zufällige Entwicklungen und äußere Umstände zustande gekommen. Damit darfst Du aber nicht zufrieden sein. Nie und nimmer. Es mag zwar gut sein, sich den jeweiligen Umständen anpassen zu können, aber besser ist es, die jeweiligen Umstände dem eigenen Willen anzupassen.

Ziele sind nicht dafür da, dass man von ihnen träumt. Sie sind da, damit man sie auch erreicht. Doch dafür musst Du kämpfen und Risiken eingehen. Schließlich geht es ja gerade darum, sich durch das Dickicht der Hemmungen zu schlagen um etwas zu erreichen. Nichts, was man leicht erreicht, ist von Wert.

Das wahrhaft Wertvolle will hart erkämpft sein. Schwere Gewichte sind da, um gehoben zu werden. In Wahrheit gibt es jedoch gar keine schweren Gewichte. Alles ist relativ. Schwer ist nämlich nur das, was man noch nicht bewältigen kann. Ein vormals schweres Gewicht wird leicht, wenn Du es erstmal gehoben hast. So wird es Dir mit allen Leistungs- und Entwicklungsstufen ergehen. Wenn Du sie erst einmal erobert hast, dann hat Dein Wille sie in Besitz genommen und in das Reich des bereits Möglichen einverleibt so wie Neil Armstrong am 20. Juli 1969 den Mond.

Sicherheit ist gut, aber unnütze Vorsicht oder gar Angst haben hier nichts verloren. Derartiges hemmt nur Deine Entwicklung. Das Leben ist aber zu kurz, um klein und schwach zu sein. Schwäche ist eine Krankheit. Um gesund zu werden musst Du jegliche Schwäche aus Deinem Leben verbannen. Doch Gesundheit allein ist nicht des Lebens Ziel. Leistung und Wachstum sind der Sinn des Lebens. Alles was lebt, will wachsen, streben und herrschen. Dies gilt von der Kultur der Bakterien, bis hin zu den Menschen. Du musst wachsen, Du musst streben und Du musst herrschen, um das pure Leben in Dir bis in die letzte Faser Deines Körpers verspüren zu können. Dabei geht es primär um Dich selbst.

Ein Sklave ist der, der sich nicht selbst beherrscht. Auch Dein Leben ist voller Schwachstellen und jede einzelne von diesen hemmt Deine Entwicklung wie der Sand den Sprint des Läufers. Du musst all diese Hemmungen aus Deinem Leben verbannen und allem, was sich Dir in den Weg stellt, Deinen Willen aufzwängen.

Um maximale Erfolge zu erzielen, musst Du rohe, brachiale Stärke und maximale Muskulösität als Dein wichtigstes Ziel ansehen und dieses auch kompromisslos anstreben. Vergiss all die Zweifel der Welt. Sie sind nichts als Stolpersteine. Wenn Du entschlossen handeln willst, muss der Zweifel in Dir verstummen. Du musst Dich selbst in einen bedingungslosen Kraftrausch hinein versetzen, Extreme provozieren, das pure Leben in Dir herausfordern und Dich zu beständiger Progression verpflichten. Das kann ein wunderbares Leben fern aller Konvention und Normalität, sprich Langeweile und Durchschnittlichkeit, sein.

»Das waren Zeiten, als ein Milchmix so viel Eiweiß enthielt, daß der Löffel senkrecht darin stehenblieb, und in unseren Adern kein Blut, sondern Weizenkeimöl pulsierte; als wir nach dem Training beim Duschen unseren Hals nicht einseifen konnten, weil der geschwollene Bizeps im Weg war.« Eberhard Schneider [43]

Warum nicht einfach mal Übertreibung und Überwindung groß schreiben? Wozu Mensch, wenn man nach Übermenschlichem strebt? Was gibt es Lebenswerteres, als die eigenen Grenzen auszutesten, zu überwinden und einen besseren, stärkeren und muskulöseren Körper dafür zu erhalten?

Um dies jedoch zu schaffen, musst Du aus jedem nur erdenklichen Gefängnis ausbrechen, bevor es Dich bricht. Die Mauern dieses Gefängnisses bestehen aus all den Nichtigkeiten Deines Daseins, die dort nichts zu suchen haben. Sei radikal und vergiss all das, was Dir von der Gesellschaft vorgelebt und aufgezwungen wird. Die Masse hat noch keinem Schaffenden zum Vorbild gereichen können. Wende Dich von ihr ab. Gehe Deinen eigenen Weg. Folge Deinem eigenen Ziel. Nutze Deine Zeit, Dein Leben und Dein Potential.

Viele leben, als würden sie immer leben, bis sie schlussendlich sterben. Sie haben ihre Zeit ungenutzt verstreichen lassen, da sie ihren Wert verkannt hatten. Sie hatten jedoch nicht zu wenig Zeit. Sie hatten zu viel Zeit. Zu viel Zeit, die sie nicht genutzt haben.

Siehe just in diesem Moment auf die Uhr, am besten eine mit Sekundenzeiger. Eines sollte Dir unmissverständlich klar sein. Dies ist Deine Zeit und sie läuft ab. Meistens bist Du Dir dessen nicht bewusst. Nur wenn Du ab und an in Eile bist, spürst Du den Druck dieser Zeit in Deinem Nacken. Aber er ist immer da. Du solltest lernen, ihn zu nutzen. Denn mit jedem Tag, jeder Stunde, jeder Minute und jeder Sekunde stirbt etwas von Deiner Zeit, Deinem Leben und Deinem Potential. Sie laufen ab wie die Körner des Sandes im oberen Kegel einer gewaltige Sanduhr. Jedes einzelne der Körner im unteren Kegel dieser symbolisiert eine der Möglichkeiten, die Du hättest wahrnehmen können um Deine eigene körperliche und mentale Vervollkommnung voranzutreiben.

Unzählige Chancen hast Du bereits ungenutzt verrinnen lassen. All diese Möglichkeiten, sie sind das Gold des schaffenden Menschen. Sein größter Reichtum. Ohne diese Chancen wäre er völlig mittellos. Erst sie erlauben es ihm, aus bescheidenen Anfängen sowie aus eigener Kraft und Selbstüberwindung wahrhaft Großes zu schaffen, so wie der Waldboden dem einzelnen Samen die Chance gibt, zu einem so gewaltigen Baum heran zu wachsen, dass er bald all das überschattet, was vormals ihn überschattet hat.

Sei wie dieser Baum: Holistisch, beharrlich, progressiv, konzentriert und evolutionär. Ebenso wie an ihm all die Modeerscheinungen, Nebensächlichkeiten und Kindereien der voranschreitenden Zeit vorbeigehen, so darfst auch Du Dich nicht von ihnen ablenken, bremsen oder beeindrucken lassen. Hör endlich auf, irgendwelche nebensächlichen Gründe für Dein Scheitern und Deine Trägheit vorzuschieben. Hör damit auf und fang nie wieder damit an. Nur Schwächlinge reden so: »Mit meiner Genetik wird das sowieso nichts.« »Ich habe zu schlechte Trainingsmöglichkeiten.« »Unter den derzeitigen Umständen ist das ohnehin nicht möglich.« »Die Anderen gehen doch auch so oft feiern.« Diese ewigen Ausreden. Sie sind überall dort zu hören, wo auch das Versagen nicht weit ist. Für Dich sind sie tabu. Vergiss den ganzen Blödsinn, den Dir andere und Du selbst versuchst, Dir einzureden und übernimm endlich Verantwortung für Deine eigene Entwicklung. Mir geht es nicht darum, Dir vorzukauen, wie Du Dein Trainingsleben im Detail zu gestalten hast. Es geht hier um ein prinzipielles und tieferes Verständnis für ein möglichst optimales Trainingsleben, auf dessen Grundlage Du dann eigene Entscheidungen treffen kannst, sollst und musst.

Die Wahrheit wird sich niemals in die begrifflichen Gedanken eines Menschen zwängen lassen. Alles was Dir andere erzählen sind auch immer nur Perspektiven und Meinungen. Du solltest Dich nicht auf sie verlassen. Wer sich nämlich immer auf andere verlässt, ist meistens auch verlassen. Es ist nicht immer jemand da, der einem alles vorkaut. Und was willst Du dann machen? Verhungern? Aus diesem Grund lautet die absolute Grundregel: Selber kauen macht satt! Du solltest Dir jeden morgen aufs Neue vornehmen, heute etwas für Deine Entwicklung zu machen. Selbst wenn es sich nur um eine entsprechende Ernährung und Regeneration handelt. Jeden Abend im Bett wirst Du dich fragen: Habe ich heute im Sinne meiner körperlichen Entwicklung gehandelt? Du musst lernen, Dir selbst Rechenschaft abzulegen. Jemand anderes wird das nicht für Dich übernehmen.

Du musst ein Gewissen für Fortschritt und Wachstum entwickeln, eine Art Leistungsethik, die Dir als Richtschnur für Tun und Lassen gelten soll.

3.6.1 Auf Leben und Tod

Gehörst Du zu denjenigen, die nur über schweres Training reden, oder machst Du es auch? Schweres Training verlangt nicht nur starke Konzentration, sondern auch eine gehörige Portion Aggressivität. Viele haben von dieser jedoch ein falsches, pervertiertes Verständnis. Grundsätzlich ist Aggressivität die Bereitschaft, anzugreifen. Angreifen bedeutet hierbei soviel wie Ergreifen; was nichts anderes bedeutet, als dass man die Dinge endlich mal in die eigene Hand nimmt. Aggression ist somit die Voraussetzung für Verantwortung und diese zu übernehmen, ist wiederum notwendig, um Leistung zu erbringen.

Du siehst also, ohne eine gesunde Portion Aggressivität geht gar nichts. Sie ist Dein Gaspedal. Sie bringt Dich auf Hochtouren. Je höher sie ist, desto mehr Ressourcen wird Dein Körper freisetzen und desto mehr Leistung kannst Du vollbringen. Der Mensch ist zur Aggressivität geboren. Es liegt in seiner Natur anzugreifen. Da dieser Trieb im durchschnittlichen Leben vieler nicht befriedigt wird, entlädt er sich viel zu oft unter unglücklichen Umständen wie ein Schnellkochtopf, der die Schwäche hat, dass er dem Druck nicht mehr Stand halten kann. Dies geschieht insbesondere denjenigen Menschen, die im normalen Leben so verantwortungsvoll und strebsam sind wie ein Stück Brot – nämlich gar nicht.

Wer in seinem Leben jedoch ein festes Ziel vor Augen hat, der hat es überhaupt nicht nötig, seine Aggressivität durch derart unwürdige Schwächeanfälle zu entladen. Er benötigt sie vollständig zur Eroberung seiner Ziele. Insbesondere dort, wo sich alles entscheidet: im Training.

Dort musst Du die schweren Gewichte angreifen und ihre Trägheit überwinden. Eine wirklich schwere Hantel hebt man jedoch nicht einfach so nebenbei. Du musst sie Zentimeter für Zentimeter bezwingen, in einem persönlichen Zweikampf. Für diesen Moment musst Du all Deine Vernunft und den Schein der Zivilisation von Dir abwerfen und die ansonsten tief in Dir verborgenen anachronistischen Verhaltensweisen, die normalerweise durch gesellschaftliche Konventionen gebunden sind, entfesseln.

»Du musst den Satz ebenso attackieren, wie ein gefräßiger Löwe seine Beute attackiert – mit hemmungsloser Grausamkeit und mit absolutem Fokus.« Brooks Kubik [44]

Vor allem musst Du jedoch nicht nur die Trägheit der Hantellast überwinden, sondern auch noch die Deines Körpers. Dieser ist beständig damit beschäftigt, Ressourcen für wirklich ernsthafte und lebenswichtige Momente aufzusparen. Wenn Dein Training nichts weiter als Routine ist, dann mag das für den durchschnittlichen Athleten zwar angenehm erscheinen, für Dich aber ist Routine der Untergang. Um dieser und ihrem leistungsmindernden Verhängnis zu entkommen, musst Du Deinen Körper so oft wie möglich an seine Grenzen bringen. Aus jedem einzelnen Training musst Du ein besonderes Erlebnis machen. Nur ein starker Wille wird Dir dies ermöglichen.

Keine Kompromisse. Keine Schwächen. 100 % Aggressivität. Leben oder Sterben? Das ist die Frage, mit der Du Deinen Körper während eines schweren Satzes konfrontieren musst. Hier kommen wir wieder auf das Unbewusste in Dir und seine Sprache der Gefühle zurück. Der Körper versucht nämlich mit allen Mitteln seine Ressourcen zu schützen und Dich zum Aufgeben zu zwingen. Er macht dies, indem er Deine bewusste Wahrnehmung mit allerlei möglichen Schmerzen und Emotionen bombardiert: Schwächeanfälle, Zittern, Atemnot, brennende Muskeln, Druck auf den Ohren, Kopfschmerzen, Wahrnehmungseintrübungen, rasender Puls usw.

Dies ist jedoch nur der Anfang. Wenn erstmal die nackte Angst in Dir ausbricht und Dich die Panik zu packen droht, geht es an die richtig schweren Gewichte. Wenn Dir z.B. während eines schweren Satzes Folgendes durch den Kopf geht: »Wenn ich mit diesem Gewicht jetzt noch einmal runtergehe, dann muss ich es auch unter allen Umständen wieder hochbekommen. Ansonsten wars das mit mir und ich werde unter diesem Gewicht begraben.« Und während Du noch darüber nachdenkst, dass Du eigentlich gar keine Kraft mehr hast, hat der aggressive Teil in Dir längst dafür gesorgt, dass die negative Phase bereits im vollen Gange ist. Jetzt gibt es kein zurück mehr. Das spürt auch Dein Körper und auf einmal kannst Du für diese letzte lebensrettende Wiederholung wie aus dem nichts enorme Stärke mobilisieren. Du hast es geschafft, die Ressourcen Deines Körpers anzuzapfen.

In einem solchen Moment, wo es wirklich um Leben und Tod geht, benötigst Du eine ausreichend starke Aggressivität und zwar umso mehr, je schwerer Deine Gewichte werden. Sorge vorher jedoch immer für Deine Sicherheit und konfrontiere Deinen Körper erst dann mit dem Tod. Dem Tod seiner Schwäche.

Wahre Stärke fängt erst da an, wo der Körper schon aufgegeben hat. Der Wille thront über allem. Das ist ähnlich wie bei der Laichwanderung der Lachse. Wenn es soweit ist, kennen Sie nur noch ein Ziel, aber keine Kompromisse mehr. Während sie noch auf dem Rückweg vom Meer in ihren Heimatfluss sind, hat ihr Körper bereits aufgegeben. Er beginnt bereits zu verwesen, obwohl der Lachs selbst noch um die Erfüllung seiner Bestimmung eifert. Bis zu 4.000 km und ohne weitere Nahrungsaufnahme kämpft er sich an Fischernetzen, hungrigen Bären und meterhohen Wasserfällen vorbei. Erst wenn er es geschafft hat, sich im Bett des Flusses, in dem auch er geboren wurde, dem Akt der Fortpflanzung hinzugeben, stirbt er abrupt. Mit der Erfüllung seines Zieles stirbt auch sein Wille. Doch ein gewichtiger Teil seines Körpers war bereits längst tot.

So wie für den Lachs die Laichwanderung der Höhepunkt seines Lebens ist, so sollte für Dich das Training ganz oben stehen. Du solltest es niemals in Frage stellen, sondern es vielmehr als selbstverständlich akzeptieren. Da gibt es gar keine Diskussion. Jeglicher Verzicht wäre ein Eingeständnis eigener Schwäche. Auch all die Formen der Entschuldigung, die der Mensch durch jahrhundertelange Erfahrung geschaffen hat, um seine mannigfaltigen Schwächen zu relativieren, sind für Dich absolut tabu. Verhalte Dich stets so, dass Du Dich nie entschuldigen musst, weder vor anderen und insbesondere nicht vor Dir. Handle korrekt. Sei stark und kompromisslos.

Wenn Du wirklich trainieren willst, dann wirst Du auch immer Zeit dafür finden. Zeit hat man nicht, man nimmt sie sich. Wenn man sich für die absolut grundlegenden Dinge im Leben keine Zeit nimmt, dann nimmt man sich dadurch das Leben insgesamt. Schließlich ist ohne sie kein Leben lebenswert.

Das Training sollte für Dich den gleichen Rang einnehmen wie Atmen, Trinken, Essen und Schlafen. Dabei gibt es doch sowieso nichts Besseres auf der Welt. Schlafen ist erholend, Essen erfüllend, Trinken erfrischend und Atmen ist sicherlich auch nicht zu verachten. Aber das Training und vor allem die darin enthaltene Überwindung der eigenen Schwächlich- und Schmächtigkeit ist die Krönung des Bodybuilder-Daseins. Dein Training ist der Zeitraum, wo Du das Leben am stärksten spüren und voll auskosten kannst. Hier kannst Du Deiner Aggressivität freien Lauf lassen, Dich bis zum Äußersten verausgaben und all die Power entfesseln, die Du im normalen Alltag zurück halten musst. Entdecke Deine Grenzen und überschreite sie. Im gesellschaftlichen Umgang miteinander ist dies verpönt und teilweise sogar gesetzlich untersagt.

Im Training ist es Pflicht. Nirgends ist dies in reinerer Form möglich, als beim Kampf gegen schwere Gewichte. Also genieße es! Nirgendwo anders wirst Du Himmel und Hölle vereinter an einem Ort finden, als dort wo schwere Jungs schwere Gewichte heben. Sei dort. Sei einer von ihnen.

Auf der großen weiten Welt gibt es nichts Ehrlicheres als Eisen. Deine Erfolge im Training sagen nicht sehr viel über Deine Genetik aus. Sie sind vor allem ein Spiegel der Stärke Deines Willens. Nur das, was Du bereit bist, hineinzustecken, bekommst Du auch heraus. Ein Großteil Deiner Leistungsfähigkeit hängt dabei vom Level Deiner Aggressivität und somit von Deiner mentalen Einstellung ab. Wenn Du dies verstanden hast, wirst Du erkennen, dass viele scheinbar körperliche Grenzen sehr variabel und durch psychische Barrieren bedingt sind. Psychische Barrieren kann man jedoch auch nur durch psychische Mittel überwinden. Es hängt somit primär von Deiner inneren Einstellung ab, wie schwer Du wirklich trainieren kannst und wirst.

3.6.2 Auf der anderen Seite der Hantel

»Krafttraining ist kein soziales Unterfangen, es ist eine ernsthafte Bestrebung, und es ist notwendig, dass Du Dich mit ernsthaften Menschen umgibst.« Brooks Kubik [45]

Hast Du Freunde? Schön für Dich. Dies ist jedoch noch lange kein Grund dafür, sie auch als mögliche Trainingspartner anzusehen. Oder anders herum: Derjenige, der Dich im Training stört, ist kein wahrer Freund. Wenn Du jedoch weiterhin mit Deinen Freunden zusammen trainieren willst, solltest Du ihnen unmissverständlich die Spielregeln eines gemeinschaftlichen und produktiven Trainings klarmachen. Wer sich nicht an diese hält, von dem weißt Du dann, was Du von ihm zu halten hast. Dann hat er Dich endlich enttäuscht. Denn wie bei der Entbindung die Bindung, so hört bei der Enttäuschung die Täuschung auf. Also sei für jede Enttäuschung dankbar. Sie deckt nämlich nur das auf, was sowieso schon besteht.

Die erste und wichtigste Grundregel des gemeinschaftlichen Trainings lautet: Während des gesamten Trainings wird kein einziges Wort in den Mund genommen, dass nicht explizit mit dem Training zu tun hat. Ihr könnt euch davor und danach endlos über Nietzsche und die Welt unterhalten, aber nicht währenddessen. Jeder Gedanke, der nicht mit der Last einer Hantel und ihrer Bewältigung zu tun hat, lenkt eure Konzentration gravierend ab. Die richtige mentale Einstellung bekommt man nicht einfach so bei einem Wochenendurlaub auf dem Ponyhof geschenkt. Man muss sie sich hart erarbeiten und das vor allem durch das Erlernen einer messerscharfen Konzentration bei schwerem Training. Wer hier stört, erstickt nicht nur jede Entwicklung im Keime, er ist auch noch ein Sicherheitsrisiko.

Wo wir auch bereits bei der zweiten Grundregel angelangt wären: Schweres Training ist keine Spaßveranstaltung. Im Ernstfall ist Dein Trainingspartner dafür zuständig, nicht nur Deine Gesundheit, sondern auch Dein Leben zu sichern und vor Schäden zu schützen. Er ist dafür da, um Dir Sicherheit und Vertrauen zu geben, indem er Dir im Notfall bei der letzten Wiederholung hilft und dafür Sorge trägt, dass das Gewicht wieder sicher in der Ablage zum Ruhen kommt.

Insbesondere für den letzten Punkt folgt eine abschließende Regel: Es scheint in Mode gekommen zu sein, dass zwei Leute gleichzeitig an einer Hantel trainieren. Während einer auf der Bank liegt und drückt, steht der andere dahinter und macht im selben Moment mit der selben Hantel eine Mischung aus aufrechtem und vorgebeugtem Rudern. Manchmal weiß man gar nicht, wer dabei die meiste Arbeit übernimmt. So etwas will ich von Dir nie sehen. Es ist nicht nur unsinnig, sondern auch noch peinlich. Du solltest Dich immer an folgendes Prinzip halten: Kein Spotter berührt die Hantel, solange sie sich noch bewegt. Selbst wenn die Bewegung in Zeitlupe stattfindet oder sogar kurz pausiert; wer jetzt zu früh eingreift, zerstört nicht nur die Möglichkeit einen besseren Wachstumsreiz zu setzen, sondern auch noch diejenige, das Gewicht selbstständig und aus eigener Kraft zu bezwingen. Um sicherzugehen, dass diese Regel auch eingehalten wird, sollten nur diejenigen Wiederholungen gezählt werden, bei denen kein Spotter die Hantel berührt. Alle anderen sind ungültig.

Diese Punkte sind nun mal absolut notwendig, wenn Du nicht nur trainierst, um zu trainieren, sondern auch um Fortschritte zu machen. Lass Dir die Angelegenheit dadurch jedoch nicht vermiesen. Es gibt unzählige positive Aspekte, die für das Training mit Partner sprechen. Der synergistische Effekt z.B. ist auch hier enorm. Wenn sich Trainingspartner gegenseitig ergänzen, können sie sich eine eigene Welt schaffen, in der sie gemeinsam zu viel größeren Leistungen fähig sind, als allein. Sie können sich auch in schlechten Zeiten gegenseitig aufmuntern an der Stange zu bleiben und sich im Training gegenseitig hochschaukeln und motivieren. Es ist somit nicht nur das Glück, was sich verdoppelt, wenn man es teilt. Für den Trainingserfolg gilt annähernd das Gleiche. Ein kompetenter und verlässlicher Trainingspartner ist Motivation, Leistungssteigerung, Sicherheit und Vertrauen in einer Person. Es kann aber auch anders kommen.

Wenn Du nämlich derjenige bist, der nicht nur für sich, sondern auch noch für seinen Trainingspartner diese Aufgaben und Aspekte des produktiven Trainings ganz alleine tragen und übernehmen muss, dann ist Dein sogenannter Trainingspartner nichts weiter als eine Last für Dich. Jeder weitere Tag, den Du mit ihm vergeudest, bremst Deine Entwicklung.

Wenn er Anfänger ist und Du ihm auf die Beine helfen willst, dann ist das sehr löblich. Wenn es Dein Job als Trainer ist, ist es selbstverständlich. Aber wenn es Dir um Deine eigene Entwicklung geht und Du möglichst große Fortschritte machen willst, musst Du ihn abschieben. Keine Kompromisse: große Erfolge.

3.6.3 Der generelle Umgang und die Wahl des Studios

Natürlich gelten diese Punkte auch für die

gesamte Studiogemeinde und das Studio insgesamt. Sei hier sehr wählerisch. Wenn Du hohe Ansprüche an Deine Entwicklung hast, dann musst Du sie auch bei der Wahl Deines Studios bedenken. Wenn Du hier Abstriche machst, dann kannst Du auch gleich Abstriche bei Deiner Entwicklung machen. In einem durchschnittlichen Studio wirst Du auch nur zu durchschnittlichen Erfolgen motiviert. Wenn jedoch alle um Dich herum 150 kg drücken, 250 kg heben und auch in allen anderen nennenswerten Aspekten Vorbildlichkeit die Norm ist, dann wirst auch Du Dich optimal entwickeln.

Du solltest jedoch darauf achten, dass Du Dich nicht mit Leuten umgibst, die ihre Erfolge weniger ihrer Einstellung und ihrem Training verdanken, sondern vielmehr anabolen Steroiden, die sie gerade deswegen einsetzen, da sie so viele Schwächen haben. Dort wirst Du höchstens lernen, wie man Schwächen kompensiert, anstatt sie zu beheben.

Suche Dir ein gutes Studio oder einen Kraftdreikampfverein, in dem ernsthafte Athleten auf hohem Niveau trainieren und werde dort Mitglied. Selbst wenn der Aufwand dafür höher sein sollte. Die Menschen und das Studio in dem Du trainierst, werden Dich und Deine Entwicklung entscheidend prägen. Der sogenannte Majoritäteneinfluss ist nicht zu verachten. Er wurde in mehreren psychologischen Studien, wie z.B. von Solomon Asch, bestätigt. In den fünfziger Jahren hat er getestet, wie Menschen unter Konformitätsdruck ihre Entscheidungen treffen. Das Ergebnis war, dass viele Menschen, sich für die Richtigkeit einer offensichtlich falschen Aussage entscheiden, wenn der Großteil ihrer Mitmenschen dies ebenso sieht. Unter normalen Umständen glaubst Du also genau das, was diejenigen Menschen behaupten, mit denen Du Dich am häufigsten umgibst und das unabhängig davon, ob es stimmt oder nicht. Aus diesem Grund sind Glaubensrichtungen vor allem lokal gebundene Phänomene, die von innen nach außen wachsen und von Generation zu Generation weitergegeben werden. Die wenigsten, die in einer streng gläubigen Familie erzogen wurden, werden später zu einer anderen Glaubensrichtung konvertieren. Dies gilt nicht nur für Religionen, sondern für jeglichen Glauben.

Nur durch einen sehr starken Willen kann man sich vor derart sozialem Druck schützen. Meistens jedoch hat man kaum eine Chance, da die meisten dieser Einflüsse sehr subtil sind und unbewusst wirken. Dies sind die gefährlichsten. Man übernimmt sie, ohne es zu überhaupt zu wissen. Mit jedem Moment, an dem Du Dich mit bestimmten Menschen umgibst, wirst Du ein bisschen wie sie. Jeder Charakterzug und jede Verhaltensweise von ihnen dringt tief in den Keller Deines Geistes, in das Unbewusste, ein und alles was davon Eindruck bei Dir macht, übernimmst Du intuitiv in Dein Verhaltensrepertoire – aber das hatten wir ja schon.

Es ist aber nicht nur der soziale Druck der Majorität, den Du bedenken solltest, sondern auch die Gutgläubigkeit in Autoritäten, wie sie z.B. eindrucksvoll durch das bekannte Milgram-Experiment dargelegt wurde. In diesem folgten mehr als die Hälfte der Probanden lieber der Anweisung einer Autorität, anstatt ihrem eigenen Gewissen. Aber Autoritäten, insbesondere solche, die Du dafür hältst, es aber nicht sind, können Dir großen Schaden zufügen. Viele Menschen neigen nämlich dazu, etwas zu glauben, weil jemand Bestimmtes es behauptet und nicht weil sie wissen, dass es stimmt. Im Volksmund heißt das Vertrauen. Damit solltest Du jedoch sparsam sein. Hör lieber auf Deine Intuition und glaube nicht alles, was Dir andere weismachen wollen.

Wenn Du Menschen richtig einschätzen willst, solltest Du weniger auf ihre Worte und vielmehr auf ihre Taten achten. Die meisten Heuchler lügen nämlich durch Worte. Nur die wenigsten beherrschen dies auch mit dem Körper. Oft widersprechen sich diese beiden Aspekte des menschlichen Verhaltens sogar. Lügen sagen zwar nichts inhaltlich Wahres aus, aber genug Wahres über die Persönlichkeit desjenigen, der sie verwendet.

Eigentlich muss man die Menschen um sich herum nur aufmerksam beobachten. Das Falsche und Schlechte bleibt sich nämlich niemals selbst treu. Über kurz oder lang wird es sich im Widerspruch mit sich selbst befinden und das fällt natürlich auf. Du muss nur hinsehen. Die Trainingswelt ist voll von Widersprüchen innerhalb von Systemen, zwischen Systemen, zwischen Systemen und ihren Ergebnissen, zwischen Systemen und dem Leistungsstand ihrer Protagonisten usw. Es gibt ganze Trainingsschulen, deren Glaubensanhänger sich gegenseitig hochjubeln und sich dadurch selbst die Bestätigung verschaffen, die sie ihm Training nicht bekommen. Da werden Vorteile maßlos überzeichnet und Nachteile gänzlich ausgeblendet. Der Majoritäteneinfluss sowie die Gutgläubigkeit in vermeintliche Autoritäten hat dort Hochkonjunktur. Auch wenn wir in diesem Moment so abstrakt darüber denken mögen, sind wir vor diesen negativen Einflüssen bei weitem nicht gefeit und oftmals auch davon betroffen. Wie steht es mit Dir? Weißt Du auch, was Du glaubst oder glaubst Du nur, es zu wissen?

Die Realität, an die wir glauben, erschaffen wir uns zu großen Teilen selbst. Wie Du also siehst, ist es keine unwichtige Nebensache, mit welchen Menschen Du Dich umgibst und in welches Studio Du Dich begibst. Diese Entscheidungen sollten sogar mit zu den wichtigsten Deines Lebens zählen. Es heißt nicht umsonst: Drum prüfe, wer sich ewig bindet.

Deine Mitmenschen und Dein Studio gleichen in gewissem Sinne einem verwunschenen Spiegel: Sie werden Dich so lange beeinflussen, bis Du bist wie sie oder falls Du genug Willenskraft besitzt, sie so werden wie Du. Auf jeden Fall, werdet ihr euch aneinander anpassen und irgendwann relativ ähnlich sein. Es liegt in Deiner Hand, ob Du Dich dabei nach oben anpassen wirst oder nach unten. Diese Entscheidung sollte Dir allerdings nicht schwer fallen, wenn Du es mit Deinen Zielen ernst meinst. Also sei aggressiv. Such Dir die optimalste Trainingsmöglichkeit die Dir zur Verfügung steht und umgib Dich hauptsächlich mit Menschen, die Deine Entwicklung fördern. Wenn Du Dich bevorzugt mit erfolgreichen Athleten umgibst, ist die Chance am größten, dass Du selbst einer wirst.

Umso wichtiger Dir Deine Entwicklung ist, desto kompromissloser musst Du in diesen Punkten auch sein, so wie die Band Rammstein es in einem ihrer Minnesänge zur Aggressivität vermittelt: »Meine Sachen will ich pflegen, den Rest in Schutt und Asche legen.« [46]

3.7 Sei ernährungsbewusst

Wenn es um das Thema Ernährung geht, nehmen die meisten den Mund ziemlich voll, leider nur selten mit dem Richtigen. Dies gilt sowohl für die jeweiligen Ansichten, als auch für die Ernährung an sich. Da nun mal jeder isst, nimmt sich auch jeder das Recht heraus, darüber zu reden und alle möglichen zum Teil hoch komplizierten Theorien aufzustellen. Dabei ist dies überhaupt nicht notwendig.

Ebenso wie für das Training gilt auch für die Ernährung, dass deren Erfolg primär von der richtigen Einstellung und Willenskraft abhängt. Meistens scheitert der Muskelaufbau oder auch die Diät nicht deswegen, weil die Vorgehensweise falsch ist, sondern weil man es überhaupt nicht mal schafft, sich an die jeweilige Vorgehensweise zu halten und ausreichend Willensstärke an den Tag zu legen. Dabei ist das Ganze sehr simpel.

Gute Ernährung ist immer simpel. Das notwendige Grundwissen ist eigentlich auch jedem bekannt. Leider suchen immer noch viele Menschen nach dem perfekten Ernährungssystem. Sie werden es jedoch nicht finden. Ebenso wie beim Training ist auch bei der Ernährung die Beschäftigung mit immer komplizierter werdenden Systemen nur ein Herumdoktern an den Symptomen. Die Ursachen des Scheiterns liegen jedoch viel tiefer, in einem schwachen Willen und mangelhafter Intuition.

Wenn Du wirkliche Ergebnisse sehen willst, dann hör auf, aus Deiner Ernährung eine Wissenschaft zu machen. Sei intuitiv. Entwickle ein Ernährungsbewusstsein. Lebensmittel sind primär Mittel zum Leben. Genuss oder Völlerei sind hier sekundär. Essen musst Du sowieso, da kannst Du auch gleich das Richtige essen. Ebenso wenig wie man jedoch einen Tempel aus Müll aufbauen kann, genauso wenig kannst Du einen starken, muskulösen und gesunden Körper mit minderwertigem Essen aufbauen. Für Dich sind Lebensmittel nicht nur Mittel zum Leben. Sie sind viel mehr. Sie sind Kraftmittel und Aufbaumittel. Alle Lebensmittel, die diesem Ziel nicht angemessen sind, sollten aus Deinem Ernährungsrepertoire gestrichen werden. Sie sind nur dazu da, um den Gaumen zu verwöhnen, den Körper jedoch lassen sie unterversorgt.

Ein Großteil der Lebensmittel sind heutzutage so konzipiert, dass sie schmecken und nicht damit sie ernähren. Sie sind eine Schande für das Prädikat »Lebensmittel«. Viel Leben ist nämlich nicht mehr in ihnen. Wer sich auf sie alleine beschränkt und dabei keine Grenzen kennt, ist überfressen und dennoch unterernährt. Vertraue nie der Industrie, sondern nur der Natur. Es gibt unzählige Stoffe in natürlichen Lebensmitteln, die die Absorption von Nährstoffen optimieren oder sogar erst ermöglichen. Insbesondere in der industriellen Lebensmittelherstellung werden diese Stoffe jedoch aus ihrer Verbindung herausgerissen, verändert und teilweise völlig neu konstruiert. Nur in den wenigsten Produkten ist überhaupt noch das drin, was vorne drauf steht oder abgebildet ist. Lies am besten selbst mal, was hinten auf den Verpackungen drauf steht. Zumeist ist es mehr Chemie als Natur. Nun stell Dir selbst die Frage: Worauf ist Dein Körper wohl spezialisiert? Auf natürliche Lebensmittel oder auf industriell hergestellte Ersatzprodukte aus dem Chemielabor? Wenn Du Dir nicht ganz sicher bist, kannst Du ja mal eine Kartoffel und ein Fertiggericht in Deinem Garten vergraben und beobachten, was mehr Leben entfalten wird.

Halte Dich einfach an die gute alte Regel: Was der Bauer nicht kennt, das frisst er nicht. Du solltest dabei jedoch ruhig Deinen Horizont der Agrarkultur erweitern und alle Bauern der Erde miteinbeziehen. Insbesondere Reis, Kartoffeln und Getreide (Haferflocken), sind dabei die optimale Möglichkeit um Masse und Kraft aufzubauen. Sie sind rundum gesund, haben sehr hochwertige Eiweiße und Kohlenhydrate sowie viele weitere wichtige Nährstoffe zu bieten. Zusätzlich solltest Du Deine Ernährung so oft wie möglich durch Eier, Fisch, Fleisch und weitere naturbelassene Tierprodukte ergänzen. Auch Milch und die aus ihr gewonnenen Produkte sollten bei Deiner Ernährung ganz oben stehen. Alles was sich in der Natur etabliert hat, um Wachstum auszulösen und zu verstärken ist geradezu perfekt für Dich. Ebenso von großer Bedeutung sind Gemüse und Obst. Nüsse dürfen natürlich auch nicht fehlen. Du solltest nämlich immer auf eine ausreichende Fettzufuhr achten. Mangelzustände hervorzurufen ist auf Dauer nie sinnvoll.

Die Hormonausschüttung Deines Körpers wird bekanntlich auch durch Deine Ernährung beeinflusst. Und keines dieser Hormone ist nutzlos oder schädlich. Dies gilt selbst für Insulin, Cortisol und sogar für Östrogen. Sie sind Teil Deines Körpers und spielen in Deiner Entwicklung wichtige Rollen, wovon viele noch nicht einmal bekannt sind. Schädlich werden Hormone nur, wenn ihre Ausschüttung außer Rand und Band gerät oder vielleicht sogar versiegt.

Dein Körper ist immer darin bestrebt, einen stabilen Zustand, ein Gleichgewicht, die sog. Homöostase, herzustellen. Aus diesem Grund fährt er z.B. die Produktion seiner weiblichen Hormone hoch und die der männlichen herunter, wenn man von außen zusätzlich männliche Hormone zuführt. Deshalb sind nicht gerade wenige aus der Kur, die sie männlicher machen sollte, weiblicher als zuvor herausgegangen. Du solltest mit Deinem Hormonspiegel nicht so extrem herumspielen. Er könnte zerbrechen und das bringt bekannterweise Unglück. Dies droht jedoch nicht nur bei der Verwendung anaboler Steroide, sondern auch bei unausgewogener Ernährung.

Natürlich sollst Du Deine Ernährungsgewohnheiten variieren und beobachten, wie Dein Körper darauf reagiert. Einseitige Ernährung kann und wird auf die Dauer jedoch nie die richtige Lösung sein. Der Schlüssel liegt vielmehr darin, diejenigen Nährstoffkombinationen und -mengen herauszufinden, die Dir für Deine jeweiligen Ziele die besten Ergebnisse bringen. Diese Erkenntnisse gilt es dann gezielt einzusetzen. Dabei kann Dir jedoch niemand helfen. Du selbst musst herausfinden, worauf Dein Körper wie reagiert. Verlass Dich dabei auf Deine Intuition. Periodisierung ist keine reine Trainingsdomäne. Auch bei Deiner Ernährungsplanung wird sie Dir große Dienste erweisen und Deine Entwicklung optimieren. Sei also auch hier evolutionär.

3.7.1 Masseaufbau

Du kannst nur Muskelmasse aufbauen, wenn Du Deinem Körper ausreichend Energie sowie Baumaterial und weitere lebenswichtige Nährstoffe zuführst. Wenn eine dieser drei Komponenten nicht gegeben ist, dann wirst Du nichts aufbauen. Aus diesem Grund wirst Du an einer ausgewogenen Ernährung aus Mutter Naturs Vorratskammer nicht vorbeikommen.

Protein ist Dein Muskelzement und somit potentielle Muskulatur. Nahrungsprotein wird zu Muskelprotein assimiliert. Ohne das geht gar nichts. Dein gesamter Körper ist beständigen Auf- und Abbauprozessen unterworfen. Rund um die Uhr werden Aminosäuren ab- und wieder aufgebaut. Nur wenn Du Deinem Körper beständig, so oft wie möglich ausreichend Protein zuführst, wird der Aufbau überwiegen. Wenn Du hier sparst, wirst Du mehr abbauen, als aufbauen. Schließlich kann man ein Haus nur dann aufbauen, wenn man auch ausreichend Material dafür hat. Was macht jedoch derjenige, der weiterhin aufbaut, ohne weiteres Material zur Verfügung zu haben? Er wird einfach das Material verwenden, das er bereits verbaut hat. So kann er weiter bauen, ohne neues Material zu benötigen. Dies ist natürlich nicht gerade sehr produktiv. Schließlich baut er das, was er an einer Stelle neu aufbaut, vorher an einer anderen ab. So wird er nie vorankommen. Hinzu kommt, dass bei dem ganzen Hin und Her des Baumaterials einiges an Verschleiß auftritt.

Wenn ein Mensch ein derartiges Verhalten beim Bau seines Hauses an den Tag legen würde, dann würde man ihn für verrückt erklären. Genau dies muten wir jedoch unserem Körper zu, wenn wir trainieren, ohne ausreichend Protein zu konsumieren. Selbst wenn Du somit weiterhin trainierst, wird Dein Körper das für den Aufbau benötigte Protein der trainierten Muskulatur einfach aus derjenigen Muskulatur abbauen, die Du bereits vorher mühevoll aufgebaut hast. Also sorge immer für ausreichend Protein. Was ausreichend ist? Probier es aus. Dabei solltest Du jedoch auf Nummer sicher gehen. Schließlich willst Du nicht nur die sowieso laufenden Aufbauprozesse am Laufen halten, sondern auch noch zusätzliche Aufbauprozesse in Gang bringen und so lange wie möglich aufrecht erhalten.

Zusätzlich benötigst Du ausreichend Energie, um nicht nur im Training, sondern auch für den Aufbau genug Ressourcen zu haben. Dein Körper wird nur Masse aufbauen, wenn er einen Überschuss an Energie zur Verfügung hat, mit dem er die potentielle Masse auch ernähren und somit am Leben halten kann.

Eines sollte für Dich von Anfang an ganz klar sein: Muskelaufbau und Fettabbau sind zwei grundlegend verschiedene Stoffwechselsituationen. Vergiss die Märchen vom fettfreien Muskelaufbau oder der sogar gleichzeitigen Fettreduktion. Wenn es Dir mit dem Muskelaufbau wirklich ernst ist, dann solltest Du Dich auch nicht zwanghaft an Deinen Six Pack klammern: »Muskeln aufzubauen bedeutet für den Organismus in gewisser Hinsicht nichts anderes, als einen funktionell hochwertigen Energievorrat anzulegen. Soll dies in deutlich übernormalen Dimensionen geschehen, muss auch längerfristig für den notwendigen Kalorienüberschuss gesorgt werden! Ist ein solcher vorhanden, werden aber nicht selektiv die Eiweißspeicher der Muskeln aufgefüllt, sondern eben alle vorhandenen Depots, also auch Körperfett und Glykogenspeicher.« Dr. Christian von Loeffelholz [47]

Das »Masse« in Masseaufbau steht nun mal für Körpermasse insgesamt und nicht – wie immer noch viele glauben – nur für Muskelmasse. Erspar es Dir lieber, jahrelang im Schneckentempo Muskelmasse aufzubauen, nur weil Du zu fixiert auf Deinen Körperfettgehalt bist. Aber das ist Deine Entscheidung. Finde Deinen eigenen Toleranzwert an Körperfett, mit dem Du noch leben kannst und dann bau in seinem Rahmen Masse auf. Wenn Du jedoch jedes Mal, wenn Dein Six Pack zu verschwinden droht, die Panik bekommst und frühzeitig die Reißleine ziehst, dann wirst Du nie groß und stark werden. Versuche lieber den Aufbauprozess weitestgehend so zu optimieren, dass der Fettaufbau möglichst gering ausfällt.

Die Kohlenhydrate sowie ihre Rolle im Insulinstoffwechsel spielen dabei eine bedeutende Rolle. Je mehr Du zu übermäßigem Fettansatz tendierst, desto mehr solltest Du auch ihre Zufuhr drosseln. Dein Körpertyp ist in einem solchen Fall nicht auf den übermäßigen Verzehr von Kohlenhydraten ausgelegt. Sein Insulinstoffwechsel läuft dann nämlich aus dem Ruder und das Ergebnis sind nicht nur verstärkte Körperfetteinlagerung, sondern sogar gesundheitliche Beschwerden. Wenn jemand auf einen bestimmten Nährstofftyp empfindlich reagiert, dann sind es fast immer die Kohlenhydrate. Solche Menschen legen dann übermäßig an Körperfett zu, obwohl sie nicht mehr essen als der Durchschnitt. Dann versuchen sie immer weniger zu essen und sich jeden Bissen schlecht zu reden. Dabei liegt das Problem überhaupt nicht beim generellen Volumen der Nahrungsaufnahme, sondern an hormonellen Störungen, die durch zu viele Kohlenhydrate ausgelöst werden.

Wenn irgendetwas in Deiner Entwicklung nicht optimal verläuft und Beschwerden auftreten, dann geschieht dies nicht einfach grundlos. Es gibt immer einen triftigen Grund dafür. Diesen musst Du finden und abschalten. Erst dann werden auch die Probleme verschwinden. Die meisten Leute bekommen jedoch nicht einmal das hin. Sie schleppen ihre Probleme ihr Leben lang mit sich herum. Sie sind blind für die Warnzeichen ihres Körpers und leben einfach so weiter wie ein tauber Mensch, der friedlich weiterschläft, obwohl sein Haus brennt und seine Familie um Hilfe schreit.

Doch zurück zum Masseaufbau: Es bringt auch nichts, vollständig auf Fett zu verzichten, um möglichst fettfrei Muskelmasse aufzubauen. Nahrungsfett ist nicht gleich Körperfett. Außerdem ist es für viele wichtige Prozesse in Deinem Körper von Bedeutung und wenn Du es außen vor lässt, ist es diesmal Dein Testosteronstoffwechsel, der darunter zu leiden hat. Um derartige Hormonprobleme jedoch verhindern zu können, ist es extrem wichtig, dass Du die ausgewogene Ernährungsweise findest, die auf Deinen Körpertyp zugeschnitten ist. Dazu musst Du kein Wissenschaftler sein. Deine Intuition ist auch hier alles, was Du brauchst.

Der Zustand Deines Körpers hängt grundlegend von Deiner Ernährung ab. Wenn da irgendetwas nicht stimmt, kannst Du Dir relativ sicher sein, dass auch bei Deiner Ernährung etwas nicht stimmt. Je besser Du Dich fühlst sowie trainieren und aufbauen kannst, desto optimaler ist auch die Ernährungsweise, die Du im Moment verfolgst. Dabei können kleinste Veränderungen bereits große Auswirkungen haben. Du musst all diese Zeichen Deines Körpers erkennen und zu deuten lernen. Erst dann wirst Du auch entsprechende Erfolge haben.

3.7.2 Von nichts kommt nichts

Nun kommen wir zu den sogenannten Hard Gainern. Wenn Du einer bist, kannst Du Dich eigentlich glücklich schätzen. Du hast von Natur aus nicht nur einen athletischen Körperbau, sondern auch einen geringen Körperfettgehalt und kannst bei der Essensvergabe ordentlich zulangen. Dein Problem ist nicht der zu schnell ansteigende Körperfettgehalt, sondern der generelle Mangel an Massezunahme. Auch für Dich gibt es keinerlei Geheimnisse auf die Du noch hoffen könntest. Insbesondere für Dich ist Masseaufbau eine wirkliche Frage der Willensstärke.

Vorab will ich jedoch, dass Du Dir klar machst, dass auch Du zu ungeahnten Massezuwächsen fähig bist. Du musst es nur stark genug wollen. Ohne die richtige Einstellung geht hier nämlich überhaupt nichts. Dein Körper ist ein Meister darin, überschüssige Energie in Wärme- sowie Bewegungsenergie umzuwandeln und somit wieder abzugeben, ohne sie in Körpermasse anzulegen. Dein Stoffwechsel ist auf Kohlenhydrate ausgelegt und mit diesen musst Du ihn auch bombardieren. Auch an Fett und insbesondere an Protein darfst Du nicht sparen. Erst wenn Du Deinen Körper mit einem wirklich drastischen Energie- und Proteinüberschuss überfällst, wirst Du ihn zum Masseaufbau überreden können. Wenn Du dies jedoch erstmal geschafft und den Schalter umgelegt hast, dann kannst Du enorme Wachstumsschübe auslösen. Um dies jedoch zu ermöglichen, musst Du das durchschnittliche Essverhalten eines normalen Menschen vollständig ablegen. Das sollte ja wohl auch klar sein. Aus Durchschnitt kann schließlich auch nur wieder Durchschnitt erwachsen. Oder anders herum: Von nichts kommt nichts.

Exakt hier kommt auch Deine Willensstärke ins Spiel. Du musst mehr essen, als Dein Körper will. Hier kämpft Dein Wille gegen den Willen des Körpers. Seine Waffe ist das Sättigungsgefühl. Wenn Du Deinen Körper jedoch kompromisslos zum Masseaufbau überreden willst, musst Du über derartige Hemmungen des Körpers hinweggehen. Ausreichendes Essen fängt in Deinem Fall erst da an, wo der Hunger aufhört. Wenn Du wirklich zulegen willst, dann zählen nicht die konsumierten Kalorien insgesamt, sondern erst diejenigen, die Du zu Dir nimmst, wenn Du bereits satt bist. Erst das wird Dir beim Aufbau auch weiterhelfen. Alles bis zum Sattwerden geht als normaler Energieverbrauch drauf. Das kennst Du ja bereits aus eigener Erfahrung.

Du musst jedoch nicht nur weiter essen, wenn Du bereits satt bist. Du solltest auch sofort wieder Nährstoffe zuführen, wenn das Sättigungsgefühl wieder einigermaßen nachgelassen hat. Wenn Du wartest, bis Du wieder Hunger hast, dann hat der Körper schon wieder seinen Willen durchgesetzt. Normalerweise kannst Du Deinem Körper auch vertrauen. Er strebt immer ein gesundes Gleichgewicht an. Dies hier ist aber ein Sonderfall. Ebenso wie beim schweren Training, wo Du seine Ressourcen entfesseln willst, musst Du ihm auch hier klar machen, wer den Ton angibt. Dies ist der Punkt, an dem die meisten scheitern. In Wirklichkeit ist ihr Problem jedoch kein körperliches, sondern ein rein geistiges: ihre Willensschwäche. Sie können ebenso gut Masse aufbauen wie alle anderen auch. Sie müssen nur die richtige Einstellung dazu haben.

Im Training ist es gang und gäbe, dass man versucht, auch dann noch weiterzumachen, wenn der Körper nicht mehr will. In Bezug auf die Ernährung hat bisher kaum jemand diese Einstellung. Ebenso wie die Kraft nur wächst, wenn man an ihre derzeitigen Grenzen und darüber hinaus geht, so wächst der Körper auch nur, wenn man seine derzeitigen Grenzen des Nahrungsvolumens überwindet. Eigentlich einleuchtend, oder? Weshalb sollte der Körper schließlich weitere Muskelmasse aufbauen, wenn die derzeitige Protein- und Energieversorgung gerade so für die derzeitige Muskulatur ausreicht? Training allein hilft da nicht. Der Leiter einer Baustelle kann seine Arbeiter noch so sehr anbrüllen und zum Aufbau verpflichten. Das ändert nichts an der Situation: Kein Zement, kein Haus. Kein Überschuss an Protein und Energie, kein Muskelaufbau. Aus diesem Grund wird Dein Körper auch nur dann weitere Muskelmasse aufbauen, wenn Du ihm durchgängig und zwar ohne Pause so viel Protein und Energie zur Verfügung stellst, dass er seine derzeitige Muskulatur und weitere zukünftige Muskulatur damit versorgen und somit aufrecht erhalten kann. Du solltest also nie für Deinen derzeitigen Körper essen, sondern immer für den, den Du haben willst.

3.7.3 Das Anlegen eines funktionell hochwertigen Energievorrats

Wenn Du nun einfach nur alles in Dich hineinfressen würdest so wie ein Schwein, dann würdest Du auch nur aufbauen wie ein Schwein: nämlich primär Fett. Das willst Du aber nicht. Du willst Muskulatur aufbauen. Um dies jedoch gezielt machen zu können, musst Du lernen, Dich in Deinen Körper hineinzuversetzen. Du musst verstehen, unter welchen Bedingungen er weitere Muskelmasse aufbauen wird. Sowohl Fett als auch Muskulatur sind für ihn nichts weiter als Energievorräte. Fett ist jedoch viel effizienter. Erstens hat ein Gramm Fett mehr als doppelt so viele Kalorien wie Eiweiß und zweitens ist unser körpereigenes Eiweiß in Form unserer Muskulatur sehr aktives Gewebe, das selbst im Ruhezustand verstärkt Energie verbraucht.

Wenn wir Energie nun einmal mit Geld gleichsetzen wollen und uns mit dem Körper; für welche Geldanlage würden wir uns dann entscheiden? Für Anlage F(ett), bei der wir Geldscheine mit einem sehr hohen Wert erhalten oder für Anlage E(iweiß), bei der wir Geldscheine mit einem viel geringeren Wert erhalten, der zusätzlich immer kleiner wird? Die Antwort wäre wohl klar. Anlage F(ett) ist das Erfolgsmodell und so sieht es auch die Natur.

Wie können wir unseren Körper jedoch zur Anlage des viel ineffizienteren Energievorrates in Form zusätzlicher Muskelmasse bewegen? Die Antwort darauf ist eigentlich ganz einfach, nur die Umsetzung nicht: Wir müssen ihn dazu zwingen, indem wir ihm gar keine andere Wahl lassen. Um zu verdeutlichen, wie wir das machen können, bleiben wir beim bereits erwähnten Vergleich von Energie und Geld. Stellen wir uns nun einmal vor, unser Körper sei eine gewaltige Fabrik und jede einzelne Muskelfaser ein Arbeiter: Unter normalen Umständen geht alles seinen Gang und alles bleibt so, wie es ist – es hat sich ein gewisses Gleichgewicht eingependelt. Wenn nun jedoch das Einkommen der Fabrik stark ansteigt, ohne das die Arbeiter mehr arbeiten müssen als normalerweise auch, dann wird die Fabrikleitung den gestiegenen Profit behalten und möglichst effizient anlegen (und zwar in Körperfett).

Wenn nun die Arbeitsbelastung stark ansteigt, da z.B. neue Aufträge ins Haus flattern (Wachstumsreize durchs Training), das Einkommen der Fabrik jedoch gleich bleibt, da die Auftraggeber nicht zahlen (unzureichende Ernährung), dann werden sich die Arbeiter und somit auch die Fabrik insgesamt überarbeiten (Übertraining) oder nicht die Leistung bringen können, die eigentlich von ihnen gefordert wird (Leistungsstagnation).

Wenn jedoch die Arbeitsbelastung (durch entsprechendes Training) steigt und gleichzeitig auch entsprechende Gelder fließen (in Form ausreichender Nahrungszufuhr), erst dann werden die Arbeiter verstärkt arbeiten und dafür auch mehr Geld erhalten (Hypertrophie) oder sogar neue Arbeiter eingestellt, die dann auch Geld erhalten (Hyperplasie – wissenschaftlich strittig).

Wie so oft ist die Fabrikleitung allerdings mehr als nur geizig, was aber ganz natürlich ist; denn nur wer spart, wird auch in schlechten Zeiten überleben können. Sie wird also sehr intensiv darin bestrebt sein, ihren Arbeitern so wenig Geld wie möglich abgeben zu müssen. Schließlich würde sie das Geld selbst viel effizienter anlegen können. Die einzelnen Arbeiter werden zwar auch etwas anlegen, aber einen bedeutenden Anteil werden sie für ihren jeweiligen Lebensstandard verpulvern, der umso höher wird, je mehr Lohn sie erhalten (gesteigerter Energieverbrauch durch mehr aktives Muskelgewebe). Damit kann der Fabrik insgesamt doch nicht gedient sein, denkt sich die Fabrikleitung und legt möglichst viel Geld bei sich an. (Der Körper will möglichst wenig überschüssige Energie in Muskelmasse und möglichst viel in Fett anlegen.)

Doch wie kommen nun die Arbeiter zu ihrem wohlverdienten Lohn (und unsere Muskeln zu mehr Masse)? Im normalen Fabrikleben, müssen dazu die Arbeitsbelastungen und das Einkommen der Fabrik so stark ansteigen, bis sich die Arbeiter zusammenschließen, um gemeinsam mehr Gehalt zu fordern. Je nachdem wie stark dabei ihr Verlangen ist, desto mehr wird die Fabrikleitung ihren Forderungen auch nachgeben.

Für uns und unseren Körper gilt genau das Gleiche: Wir müssen dauerhaft für ausreichend Arbeitsbelastung durch entsprechende Trainingsreize sorgen. Und wir müssen den Massezuwachs unserer Muskulatur auch wirklich wollen. Wir müssen ihn visualisieren, unseren Willen darauf fokussieren und zwar so intensiv, dass wir auch unser Unbewusstes so stark mit diesem Wunsch infiltrieren, dass es unseren Willen zu Fleisch werden lässt. Zusätzlich müssen wir unserem Körper dauerhaft ausreichend Energie (in Form von Bau- und Nährstoffen) zukommen lassen.

Wenn die letzte Bedingung nicht erfüllt ist und die Arbeiter wissen, dass ihre Firma derzeit keinen Profit erwirtschaftet, dann werden sie auch kein höheres Gehalt verlangen und das unabhängig davon, wie hoch ihre Arbeitsbelastung ist. Selbst wenn ab und an kurzfristig ein wenig Profit herein kommt, selbst dann können sie langfristig nicht mehr begehren. Nur dann, wenn dauerhaft sowohl mehr Arbeit, als auch mehr Profit aufeinandertreffen, nur dann werden sie nach mehr Gehalt verlangen. Die Betonung liegt hierbei auf »dauerhaft«.

Und genau hier, wo es um die wirklich konstante Überlastung des Körpers einerseits und die gleichzeitig konstante Nahrungsversorgung andererseits geht, liegen die schwerwiegendsten Schwachstellen im Vorgehen der meisten Erfolglosen. Es mangelt ihnen an Konstanz, an Durchhaltevermögen auf der langen Strecke. Sie lassen sich von ihrer Trägheit beherrschen. Das härteste Training und die beste Ernährung bringen nichts, wenn sie nicht konstant durchgehalten werden. Gute Ansätze alleine haben noch nie zum Erfolg geführt. Erst die beharrliche und konsequente Verfolgung dieser wird belohnt.

Erst wenn alles stimmt, erst wenn alle drei der soeben vorgestellten Bedingungen nicht nur kurz-, sondern auch langfristig umgesetzt werden, erst dann wird sich Dein Körper auch zu dem energetischen Luxus zusätzlicher Muskelmasse bewegen lassen. Mit ihr legst Du einen funktionell hochwertigen Energievorrat an, wie es Dr. Loeffelholz so schön formuliert hat. Und genau so funktioniert Masseaufbau.

3.7.4 Neue Maßstäbe setzen

Du siehst also von welch fundamentaler Bedeutung Beharrlichkeit und Progressivität sowohl im Training, als auch in der Ernährung sind. Erst wenn Du diese wichtigen Aspekte holistisch zu vereinen weißt, wirst Du auch Deinen Masseaufbau im Griff haben. Den meisten fehlt jedoch die notwendige Willensstärke dazu. Der Körper aber merkt diese mangelnde Konstanz in der mentalen Einstellung. Du kannst ihn nicht betrügen. Jeglicher Verzug lässt ihn stutzig werden. Weshalb sollte er Deinen Wünschen Folge leisten, wenn Du sie nicht einmal selber konstant verfolgst? Er wird sich wie ein störrischer Hund verhalten, dessen Besitzer es ebenfalls versäumt hat, auf eine konsequente Erziehung zu achten.

Nachlässigkeiten sind das Gift jeder konstanten Entwicklung. Durch sie sind die meisten Bestrebungen zum Scheitern verurteilt. Ein Steak hier und ein Proteinshake dort helfen da nicht weiter. Sie machen die Sache nur noch schlimmer. Sie sind Anzeichen eines unsteten Willens und genau dieser ist die Ursache für mangelhaften Masseaufbau. Auch Entschuldigungen sind nichts weiter als Anzeichen von Willensschwäche. Viele behaupten z.B., Masseaufbau sei eine Frage des Geldes. Dies ist jedoch völliger Unsinn. Okay, ein Kilogramm handelsüblicher Weight Gainer kostet heute zwischen 10-15 Euro. Aber wer braucht den schon? Ein Kilogramm Kartoffeln, Reis oder Haferflocken hingegen liegen derzeit preislich alle unter einem Euro. Anstatt einem Kilogramm Weight Gainer sollte man sich also lieber 10-15 Kilogramm Kartoffeln, Reis und Haferflocken kaufen und vertilgen. Das ist gesünder, optimaler und um Welten besser.

Das ist genau der richtige Anfang, um neue Maßstäbe zu setzen. Konfrontiere Deinen Körper immer öfter mit immer größeren Portionen. Die meisten Teller sind sowieso zu klein. Du isst am besten gleich aus großen Schüsseln und trinkst auch nur noch aus Maßkrügen. Wir essen und trinken meistens nämlich nicht deswegen zu wenig, weil wir nicht mehr konsumieren könnten, sondern weil die Portionen einfach nur viel zu klein sind.

Es versteht sich von selbst, dass Du von nun an nie wieder etwas übrig lassen wirst. Das ist keine Frage des Hungers und auch keine des Anstands mehr. Jetzt ist es Pflicht. Ich mache Dich persönlich dafür verantwortlich, dass morgen die Sonne scheint. Think Big. Hör auf, überall dran rumzuknabbern. Ein Bär knabbert auch nicht wie ein Eichhörnchen an kleinen Nüssen herum. Wenn schon, dann schnappt er sich das ganze Eichhörnchen mit der Nuss und verschlingt alles mit einem Happen. Ein waschechter Powerlifter isst kein Brötchen, er inhaliert es. Anstatt zehnmal abzubeißen, isst er zehn Stück. Anstatt einem Drei-Minuten-Ei ist er ein Dutzend Minuten-Eier und Milch trinkt er sowieso nur aus Kannen. Der Bauernhof ist sein Lieblingsrestaurant. Das Schöne dabei ist, dass man bei all dem

Überfluss keinen Wert auf die Proteinwertigkeit legen muss. Hier ergänzt sich alles. Selbst das Eiweiß der Gelatine wird hier produktiv verstoffwechselt. Auch auf Multivitamin- und Mineralstoffpräparate kannst Du getrost verzichten. Du musst nur abwechslungsreich und ausreichend essen. Dann bekommst Du alles, was Du brauchst. In der Natur gibt es keinen Mangel, den sie auch nicht selbst wieder beheben könnte.

Falls Du dennoch Momente durchlebst, an denen Du weder die Zeit noch die Möglichkeit hast, eine ausreichende Nährstoffzufuhr gewährleisten zu können oder in diesem Punkt lieber auf Nummer sicher gehen möchtest, sind entsprechende Protein-Präparate hilfreich. Insbesondere direkt nach dem Aufstehen oder dem Training, wo es wichtig ist, dem Körper so schnell wie möglich wieder Aminosäuren zur Verfügung zu stellen, ist ein gutes Whey-Protein sehr nützlich. Gegen Abend kurz bevor Du ins Bett gehst, solltest Du auch noch einen Proteinshake trinken. Am besten Casein, das verbleibt im Gegensatz zu Whey für mehrere Stunden im Blut. Schließlich findet der Aufbau größtenteils während des Schlafens statt.

Während des Tages, wenn Du gerade einmal nicht isst, solltest Du auch beständig einen Proteinshake greifbar haben. Hier solltest Du auf ein komplexes Mehrkomponenten-Protein zurückgreifen, um sowohl kurz- als auch langfristig versorgt zu sein. Bei Shakes stehen Dir sowieso alle Möglichkeiten der Komposition offen. Nirgendwo kann man mehr Nährstoffe aus den verschiedensten Nahrungsmitteln dicht an dicht packen. Da kann auch ruhig einmal der Löffel senkrecht drin stehen bleiben. Als Ersatz für den teuren Weight Gainer kannst Du Dir auch einfach Haferflocken klein mahlen. Am besten gleich ein paar Kilogramm. Je größer nämlich Deine Vorräte sind, desto mehr wirst Du auch davon konsumieren. Man spart immer erst dann, wenn es knapp wird. Also sorge dafür, dass dies nie der Fall ist.

Neben dem Shake sollte auch immer ein großes und randvoll gefülltes Wasserglas stehen. Wasser ist die absolute Grundlage Deines Daseins. Es ist gesund, anabol, stärkend und kann sogar Deinen Grundumsatz ankurbeln. Dass es gesund ist, ist wohl jedem klar. Ohne Wasser kein Leben und was nicht lebt, kann nicht wachsen. Über die Hälfte Deines Körpers ist flüssig und besteht aus Wasser. Je trockener Dein Körper wird, umso schlechter funktioniert er auch. Indem Du jedoch ausreichend trinkst, erleichterst Du Deinen Organen die Arbeit enorm. Auch die Aufbauvorgänge in Deinen Muskelzellen werden durch verstärkte Flüssigkeitszufuhr begünstigt. Je praller die Muskeln mit Wasser gefüllt sind, desto fester sind sie zusätzlich auch noch und desto höher ist ihre Hebelwirkung im Training. Du wirst also alleine dadurch stärker, dass Du mehr trinkst. Dies ist auch einer der Gründe dafür, dass Creatin zu höherer Leistung verhilft. Es speichert vermehrt Wasser in den Muskelzellen ab und verstärkt auf diese Weise die Hebelwirkung im Training, wodurch wiederum mehr Kraft entfaltet werden kann. Wenn wir ehrlich sind, dann ist Creatin auch das einzige weitere Supplement auf dem Markt, das sein Geld wert ist. Nutze es. Alle anderen Supplements kannst Du getrost vergessen. Sie sind nichts weiter, als der leidliche Versuch Nachlässigkeiten und somit Schwächen in der Willensstärke zu kompensieren. Der Großteil der ihnen zugeschriebenen Wirkung ist vor allem dem Placebo-Effekt und somit auch hier der realitätsverändernden Macht des Geistes zuzurechnen.

Die bereits erwähnte Ankurblung des Grundumsatzes durch Wasser beruht auf der einfachen Tatsache, dass man es unter Negativkalorien verbuchen kann. Es trägt keine für den Körper verwendbare Energie in sich, muss aber auf Körpertemperatur erwärmt und verstoffwechselt werden. Wenn man es möglichst kalt trinkt, verbraucht es somit einiges an Kalorien, liefert aber keine. Wer abnehmen möchte, sollte diesen Effekt für sich nutzen. Aber wer will schon abnehmen? Du etwa?

3.8 Sei nachhaltig

»Gesundheit kann niemals von Stärke getrennt werden. Das Zweite ist die zwangsläufige Folge des Ersten.« Georg Hackenschmidt [48]

Wenn Du in diesem Moment gesund bist, dann solltest Du einer der glücklichsten Menschen auf diesem Planeten sein. Dir stehen alle Wege offen. Du kannst trainieren und wachsen. Du hast Potential. Niemand ist reicher. Normalerweise schätzen wir unsere Möglichkeiten nicht, solange wir sie noch haben. Sei klüger. Schätze und nutze sie, solange Du sie hast und vermisse sie nicht erst dann, wenn sie Dir entglitten sind. Tagtäglich geschehen Unfälle und tausende von Menschen werden ohne eigenes Verschulden für den Rest ihres Lebens an den Rollstuhl oder ans Bett gefesselt. Das kann auch Dir passieren. Du nimmst keine Sonderstellung unter den Menschen ein.

Zynische Zungen behaupten, das Leben sei eine sexuell übertragbare Krankheit, die stets einen tödlichen Ausgang haben wird. Neben der Unausweichlickeit des Todes, kann das Leben selbst auch bereits sehr, sehr hart sein, manchmal sogar härter als der Tod selbst. Je mehr wir dabei die Kontrolle über unseren Körper verlieren, desto härter wird es auch sein, mit diesem Schicksal leben zu können und nicht einfach nur sterben zu wollen. Solange Du also noch leben kannst und sogar leben willst, solange solltest Du Dir den Wert Deines Daseins auch bewusst machen. Du musst dieses Geschenk der Natur zu schätzen lernen. Setze es nie wieder unbedacht aufs Spiel. Dabei geht es nicht nur darum, Deinen Führerschein oder Deine unbeschwerte Lebensfreude zu behalten, sondern um bedeutend mehr.

Schon mal einen schweren Unfall verursacht oder Deinem Trainingspartner nicht schnell genug geholfen, als er bei 200 kg Kniebeugen nicht mehr hochgekommen und darunter zusammengebrochen ist? Nein? Dein Glück. Dann sieh zu, dass das auch so bleibt. Jede einzelne Deiner Handlungen kann das Schicksal Deiner oder fremder Gesundheit für immer beeinträchtigen oder besiegeln. Also sei aufmerksam in allem, was Du tust. Bei Deinem nächsten Unfall oder Deiner nächsten Verletzung wirst Du ganz sicher daran denken. Aber dann ist es mal wieder zu spät. Reue kommt immer zu spät.

Im Laufe Deines Trainingslebens wirst Du einige Höhen und Tiefen durchwandern. Das ist nur natürlich und solange Du darauf achtest, dass sowohl die Höhen als auch die Tiefen insgesamt immer höher werden, ist auch alles in Ordnung. Das zweite Gebot der Progressivität wird Dich dabei stets hinauf geleiten. Du solltest jedoch nicht nur dafür sorgen, dass Du Dich beständig verbesserst, Du solltest auch verhindern, dass die Tiefen noch tiefer werden als unbedingt nötig. Um dies bewerkstelligen zu können, solltest Du Dich an folgende einfache Regel halten: Wenn Du Dich bereits in einem Loch befindest, dann hör auf, weiterzugraben.

Viele behalten ihren Plan bei, obwohl sie Rückschritte damit machen, trainieren weiter eine Übung, obwohl sie Schmerzen dabei haben oder behalten ihre derzeitige Ernährungsform bei, obwohl sie dadurch Verdauungsprobleme bekommen. Das mag die Hoffnung auf ein Wunder sein, aber Hoffen und Harren hielten bekanntlich schon viele zum Narren. Derartige Sturheit führt zwar oft zum Ziel, aber auch nur dann, wenn es darum geht, trotz anfänglich geringer Fortschritte beharrlich an der Stange zu bleiben. Sobald jedoch ernsthafte Rückschritte im Raum stehen, wird aus Sturheit nichts anderes als Dummheit. Welcher Mensch, der klar bei Verstand ist, sägt schon weiter an dem Ast, der ihn gerade noch so trägt? In derartigen Fällen ist es am sinnvollsten, sich auf die Grundlagen und das Wesentliche zu besinnen. Das ist eigentlich ganz simpel und wenn man sich daran hält, kann man sich eine Menge Ärger, Schmerzen und Zwangspausen ersparen.

Also wenn Du schon mit Vollgas an der Leitplanke entlang schrammst, dann solltest Du ruhig auch mal einen Gang zurück schalten und Deine gewohnte Spur wiederfinden. Wenn Du Dir nämlich nicht ausreichend Zeit für Deine Gesundheit nimmst, dann wird Dir durch Krankheit und Verletzung noch bedeutend mehr Zeit genommen werden. Heilen ist gut, doch Vorbeugen ist besser.

3.8.1 Auf zu viel Stress folgt der Regress

Unterschätze niemals die Bedeutung, die Schlaf auf Deine Entwicklung hat. Insbesondere Regeneration und Wachstum haben dann Hochkonjunktur, wenn Du Pause machst. In der Regenerationsphase geht es darum, die stressbedingten Schäden in Deinem Körper wieder zu reparieren und ihn durch Überkompensation vor weiterem Schaden zu schützen. Der Weg des Stärkerwerdens und Muskelaufbaus ist somit ein ständiges Wechselspiel zwischen Stress und Regeneration.

Training ist Stress und der Körper adaptiert daran in der Regenerationszeit außerhalb des Trainings. Im Detail geschieht dabei Folgendes: Wenn Dein Körper einer Stresssituation ausgesetzt ist, schüttet er verstärkt Stresshormone aus, die Dich dazu befähigen, bestimmte Anforderungen und Belastungen ertragen und überwinden zu können. Er geht dabei in den sogenannten Flucht-Kampf-Modus über. Dieser führt dazu, dass Du entweder kalte Füße bekommst und ganz schnell weg rennst oder dass Du die Herausforderung annimmst und Dich in den Kampf begibst, um zu siegen. Wenn Du Dich an das 6. Gebot erinnerst, dann wird Dir wohl klar sein, dass für Dich der Kampf, die Konfrontation, die Kompromisslosigkeit gegen all Deine Schwächen ganz oben stehen sollte. Deine Kampfbereitschaft wird nämlich nicht nur durch Deinen Testosteronspiegel bestimmt, Du kannst auch Deinen Testosteronspiegel durch Deine Kampfbereitschaft beeinflussen. Je aggressiver sowie kampfbereiter Du bist und je geringer Deine Fluchtbereitschaft ist, desto stärker wird sich dies positiv auf Deine Entwicklung auswirken. Schließlich hängt alles mit allem zusammen. Aber das weißt Du ja bereits.

Wenn Dein Körper sich nun in einem derartigen Stresszustand befindet, dann pumpt er all sein verfügbares Blut aus den Organen an die Front des Körpers, in die Muskulatur, damit diese auch ausreichend für den Kampf gewappnet ist. Ebenso wie auch in einer Gesellschaft die Kultur und Entwicklung derselben während eines Krieges Winterschlaf hält, so kann auch der Körper in dieser Ausnahmesituation weder sein Immunsystem noch Wachstumsvorgänge vollständig aufrecht erhalten. Je stärker und langanhaltender die jeweilige Stresssituation dabei ist, desto instabiler werden diese beiden so wichtigen Aspekte des menschlichen Lebens, bis sie im Extremfall ganz zum Erliegen kommen.

Eigentlich sind derartige Stressreaktionen ja auch nur für kurzfristige Gefahrensituationen gedacht. Schließlich ist es für den Moment wichtiger, eine lebensgefährliche Bedrohung zu überwinden oder im Angesicht eines Grizzlybären die Beine in die Hand zu nehmen, bevor er es macht, anstatt das Immunsystem oder Wachstumsvorgänge für diese kurze Zeit aufrecht zu erhalten. Wenn der Stress nun jedoch zur Tagesordnung gehört, dann wird der Körper immer schwächer und anfälliger, ebenso wie ein Land, das beständig vom Krieg zerfressen wird, immer stärker ausblutet. Der griechische Philosoph Heraklit hat sicherlich Recht, wenn er schreibt, dass der Krieg der Vater aller Dinge ist. Dieser Vater wird seine Kinder jedoch nur behalten und aufwachsen sehen, wenn die dazwischen liegenden Friedenszeiten länger sind, als die jeweiligen Kriege. Der Krieg ist somit zwar der Vater aller Dinge, aber der Frieden ist ihre Mutter. Krieg allein führt zu Verfall und Tod. Frieden allein führt zu Verweichlichung und Schwäche. Erst beide zusammen führen im richtigen Verhältnis zueinander zu Wachstum und Stärke.

Die Stress- und Regenerationsphasen Deines Körpers sind somit gegensätzliche Reaktionen. Solange Du Stress ausgesetzt bist, solange wirst Du auch keinen starken und muskulösen Körper aufbauen können. Dieser benötigt nämlich immer eine längere Erholungs- als Stressphase, um regenerieren und vorbeugen, sprich supragenerieren, zu können. Eine Verletzung ist schnell geschehen, doch für die Heilung wird immer viel mehr Zeit vergehen. Genau hier liegt auch einer der Gründe dafür, dass bei sehr vielen Muskeljüngern das Wachstum so schlecht ausfällt. Sie mögen zwar nicht übertrainieren, aber dafür unterregenerieren. Sie gehen grundlos feiern, schlafen unregelmäßig, nehmen allerlei Nervengifte wie Alkohol und Nikotin zu sich, beschallen sich die ganze Zeit mit stressiger Musik, haben stressige Beziehungen und neben all dem Stress, dem sie sich gezielt aussetzen, um sich von der Wirkung der Stresshormone berauschen zu lassen, sind sie natürlich auch noch dem Stress ausgesetzt, den ihr Leben sowieso mit sich bringt: Prüfungen, persönliche sowie familiäre Probleme und einschneidende Erlebnisse sind in einem bewegten Leben zur Genüge vorhanden. Bei all dem Stress ist es kein Wunder, dass sehr viele Menschen absolut verkümmern.

Stress, von der Natur ersonnen als akute Reaktion, verkommt in unserer Zeit zur chronischen Situation. Zu viel Stress, zu wenig Regeneration, ergo keine Gesundheit und kein Wachstum. Auf zu viel Stress folgt immer der Regress. Dies gilt nicht nur für Deine Entwicklung, sondern auch für Deine Gesundheit. In Deinem Körper und seinem Stoffwechsel befinden sich just in diesem Moment unzählige Krankheitserreger, Viren und Bazillen. Dies ist unter normalen Umständen überhaupt kein Problem, da das Immunsystem sie in Schach hält. Es wird jedoch ganz schnell zu einem, wenn dieses durch zu viel Stress so sensibel wird wie Espenlaub. Erst die ausgebrochene Infektion zwingt den Immungeschwächten, sich auf seine Regeneration zu besinnen. Wenn sich dann das Immunsystem wieder aufgerappelt hat, werden die gleichen Versäumnisse erneut begangen, worauf man auch wieder aufs Neue ans Bett gefesselt wird.

Dazu musst Du Dir überhaupt keine neuen Infektionen einhandeln. In Dir schlummern sicherlich bereits jetzt genug Krankheitserreger, um Dich ins Grab zu bringen. Da sind Krankheiten dabei, von denen Du gar nichts wissen willst. Sie warten nur auf die Möglichkeit, aus ihrer Unterdrückung durch Dein Immunsystem ausbrechen und sich Deines Körpers bemächtigen zu können. Wenn Du jedoch erst einmal krank bist, dann kannst Du die Verwirklichung Deiner Ziele vorerst vergessen. Dann hast Du andere Probleme und machst zusätzlich auch noch Rückschritte in Deiner Entwicklung. Das solltest Du Dir also am besten alles ersparen.

Eine Dysbalance zwischen Stress und Regeneration solltest Du unter allen Umständen vermeiden. Merke Dir: Jegliche Dysbalance hemmt Deine Entwicklung. Insbesondere wenn diese Entwicklung weit überdurchschnittliche Ausmaße annehmen soll, musst Du das Verhältnis von Stress und Regeneration erstens immer im Blick und zweites auch immer im Griff haben. Nur so wirst Du nicht nur gesund bleiben, sondern auch wachsen.

Du siehst also, dass Du im Training alles richtig machen kannst, aber wenn Du nicht ausreichend regenerierst, dann sind all diese Anstrengungen genauso wirksam für den Aufbau funktionaler Muskelmasse wie Hallenhalma, Wettkampfhäkeln oder Langstreckenlaufen. Es wäre dann nichts anderes, als eine besonders exquisite Form der Magersucht. Trainier Dich schlank durch gezielte Unterregeneration. Bist Du dabei? Nein? Dann trage auch ausreichend Sorge dafür, dass dies nicht geschieht. Nicht gerade wenige trainieren nämlich unbewusst für dieses Team, auch wenn sie Anderweitiges von sich behaupten mögen. Letztendlich zählt in der Realität nämlich nie die Intention, sondern nur der Erfolg. Preise und Anerkennung gibt es nur für erbrachte Leistungen und nicht für Wünsche und Absichten.

3.8.2 Nachhaltiges Training

Der Kraftsportler ist von seinem Naturell her ein Mensch, der sich nicht nur gerne mit Grenzen konfrontiert, sondern dies auch noch machen muss, um erfolgreich zu sein. Nur so vermag er es, seine derzeitige Leistung und sich selbst zu überwinden, um seine Entwicklung voranzutreiben. Je aggressiver er dabei vorgeht, desto größer und schneller können seine Fortschritte sein. Dies ist jedoch nur die halbe Wahrheit. Auf dem Pfad des aggressiven Voranschreitens liegt nämlich so mancher Stolperstein. Wenn man nur risikobereit gen Ziel hastet und dabei blind für die Beschaffenheit des Weges unter sich ist, dann wird man zwangsläufig auch zu Fall kommen.

Man ist zwar vor den ganzen Zivilisationskrankheiten der Schwäche und des Nichtstuns gefeit, aber dafür kann man sich viele andere Verletzungen zuziehen. Dies geschieht jedoch nicht durch das Training mit schweren Gewichten, sondern durch den falschen Umgang mit diesen. Wer an seiner Hantel reißt, zerrt und dort mit Schwung arbeitet, wo er nicht hingehört, Koordinationsschwächen hat, Technikfehler begeht, nicht holistisch trainiert, Selbstüberschätzung groß schreibt und konzentrationsschwach ist, darf sich über Verletzungen nicht wundern. Selbst die kleinste Nachlässigkeit kann hier zu Verletzungen führen, die noch schwerer sein können, als die Gewichte selbst. Fehler sind hier ebenso wenig tolerierbar wie bei der Arbeit eines Chirurgen.

Nichtsdestotrotz macht jeder von uns einmal solche Fehler und diese sind der Grund dafür, dass wir im Laufe unseres Lebens mit akkumulierten Trainingsverletzungen herumlaufen müssen. Sie sind die Narben unseres Kampfes gegen die Schwächen des menschlichen Daseins. Je aggressiver man dabei ist, desto mehr Verletzungen wird man sich auch dabei einhandeln. Trotz alledem ist Risikobereitschaft eine Charaktereigenschaft, die sehr schätzenswert ist. Wer es nun auch noch schafft, das richtige Verhältnis zwischen Risikobereitschaft und Nachhaltigkeit zu finden, der wird sowohl im Wettkampf, als auch im Alter Leistung bringen und zufrieden mit sich und der eigenen Gesundheit sein. Auch Du solltest somit lernen, beim Training das richtige Verhältnis zwischen Aggressivität und Nachhaltigkeit an den Tag zu legen.

Hinter dem Begriff der Nachhaltigkeit steckt das Konzept, Deinen Körper als regenerierbares System immer nur so zu nutzen und zu beanspruchen, dass die Möglichkeit seiner zukünftigen Nutzung auch weiterhin gewährleistet bleibt und somit nicht zerstört, sondern gefördert wird. Dies ist der Schlüssel zu lebenslanger Stärke und Gesundheit. Raubbau am eigenen Körper für falsche Ziele und durch den Einsatz schädigender Substanzen verbieten sich hier von selbst. Wer dies macht, ist selbst schuld und alles andere als ein Vorbild.

Anabole Steroide können zwar das Wachstum von Muskulatur und Leistung rasant beschleunigen, aber auch das der Krankheiten, Hormonbeschwerden, Tumore und Psychosen die dadurch erzeugt oder gefördert werden. Eine Trophäe kann man sich in den Schrank stellen. Aber lohnt es sich, auch gleich die eigene Gesundheit dafür an den Nagel zu hängen? Wer dies wirklich glaubt, verwechselt Schein mit Sein.

Es ist nie zu spät, um mit ernsthaftem und sauberem Krafttraining anzufangen, aber immer zu früh, um damit aufzuhören. Denn wenn wir uns erstmal eine Verletzung oder ein gesundheitliches Problem eingefangen haben, dann werden wir es so schnell auch nicht mehr los. Bei jedem Date mit der Hantel begleitet es uns wie eine heimtückische Schwiegermutter, die uns immer genau dann dazwischen funkt, wenn es erst anfängt, richtig Spaß zu machen. Auf diese Weise kann einem der ganze Sport vermiest werden. Das solltest Du Dir von Anfang an ersparen.

Die meisten Probleme lassen sich am besten lösen, wenn man sie einfach umgeht. Dies wird Dir aber nur möglich sein, wenn Du lernst, zwischen dem Schmerz der Überwindung und dem der Verletzung unterscheiden zu können. Bereits hier sind viele sehr nachlässig und trainieren da weiter, wo sie sich eigentlich nur noch stärker verletzen. Fröhlich sägen sie weiter an dem Ast, auf dem sie sitzen und denken dabei auch noch, dass dieser dadurch noch stärker werden würde. Der daraus resultierende Fall ist ja auch noch nicht so schlimm. Erst die harte Landung auf dem Boden der Tatsachen lässt sie aus ihren Wahnvorstellungen unsanft erwachen. Dann ist es jedoch bereits zu spät. Wer hier gelandet ist, muss sich nicht selten erst wieder mühsam aufrappeln und den gesamten Baum der Entwicklung wieder von Anfang an hochklettern. Der sogenannte Memory-Effekt führt zwar dazu, dass sich der Körper an den richtigen Weg nach oben erinnert und die Entwicklung so etwas beschleunigt voran schreiten kann, aber nichtsdestotrotz ist derartiges Verhalten nichts weiter als eine dümmliche Art und Weise, nicht nur die eigene Zeit zu verschwenden, sondern auch noch das eigene Potential und die Gesundheit zu gefährden.

Du musst auf jeden Fall lernen, rechtzeitig damit aufzuhören, an dem Ast zu sägen, auf dem Du Dich gerade befindest. Das wird nämlich immer wieder vorkommen. Wenn Du dies jedoch schnell genug bemerkst, dann kannst Du rechtzeitig auf einen benachbarten Ast umsteigen und den verletzten Ast wieder ausheilen lassen, bevor er mit Dir abbricht. Dies ist fast immer möglich.

An vielen Verletzungen kannst Du auch »vorbei« trainieren. Der Baum Deiner Entwicklung hat viele Äste und auch wenn einige verletzt sein mögen, so gibt es auch immer noch einige gesunde. Die Schonung des gesamten Körpers ist bei einer Verletzung so gut wie nie sinnvoll.

Zu schnell befindet sich die gesamte Entwicklung auf dem absteigenden Ast. Auch hat die Erfahrung gezeigt, dass ein Körper der weiterhin nachhaltig und mit Bedacht belastet wird, seine Verletzungen viel schneller überwindet. Nur bei akuten Verletzungen ist somit eine entsprechende Schonung des betroffenen Körperteils notwendig. Dauerhafte Beschwerden und Schwachstellen hingegen lassen sich normalerweise viel besser durch kontrollierte Belastungen behandeln. Wer Schwächen nämlich weiterhin schont, macht sie nur noch größer. Viele begehen diesen Fehler und geraten so in einen Teufelskreislauf. Durch irrtümlicherweise angewandte Schonung verstärken sich die Schwächen und die daraus resultierenden Beschwerden, wodurch man sich noch mehr schont, wodurch man noch schwächer wird, worauf man sich noch mehr schont usw. Viele Menschen haben z.B. nicht deswegen Rückenschmerzen, weil sie diesen so wichtigen Körperbereich zu viel benutzen, sondern weil sie ihn zu wenig und zu einseitig benutzen. Umfassende Belastung wäre hier notwendig. Aber was machen die meisten? Sie schonen ihren Rücken noch mehr und machen dadurch alles nur noch schlimmer.

Heilung sollte somit immer auch aktive Aspekte beinhalten. Diese musst Du je nach Fall am besten selbst herausfinden. Suche Dir Übungen, deren Bewegungen keine Schmerzen hervorrufen und führe sie kontrolliert mit anfänglich sehr leichten Gewichten und einer sauberen Technik aus. Auf diese Weise wirst Du bestehende Beschwerden möglichst schonend überwinden sowie weiterhin effizient und nachhaltig trainieren können.

Um dies auch langfristig gewährleisten zu können solltest Du Dich vor dem Training mit schweren Gewichten immer auch durch entsprechende Maßnahmen, wie z.B. durch Aufwärmsätze, mentale Vorbereitung und Sicherheitsvorkehrungen, darauf vorbereiten. Außerdem solltest Du darin bestrebt sein, so zu trainieren, dass Du beständig den größtmöglichen Trainingseffekt erreichst und nicht andauernd abgelenkt wirst.

Bedenke immer: Training ist kein soziales Unterfangen. Es geht um Leistung und Entwicklung. Du musst immer auf die richtige Technik, Koordination und Konzentration sowie Sicherheit achten und nicht auf die Welt außerhalb des Power Racks oder des Studios. Und zur Sicherheit noch einmal: Schweres Training ist wichtig, korrektes Training ist wichtiger und dauerhaft effizientes Training ist weder ohne das eine, noch ohne das andere zu erreichen. Merke Dir dabei immer: Alle Übungen sind gefährlich; aber nur, wenn Du sie falsch ausführst.

Langfristige und somit wirklich große Fortschritte sind ausschließlich dann möglich, wenn Du durchgängig konzentriert und koordiniert trainierst. Hier darfst Du nie nachlässig sein. Jeder kleinste Fehler, ja bereits ein einziger unachtsamer Moment, kann Deine Gesundheit und somit auch Deine Entwicklung beeinträchtigen oder sogar zerstören. Also sei nachhaltig und denke dabei immer an Senecas Worte: »Was irgend dir Schaden bringen kann, das fasse, schon lange bevor es eintritt, scharf ins Auge und wende es ab.« [49]

3.8.3 Beweglichkeit und Bewegungsumfang

Oft sind Verletzungen gar nicht das Problem, sondern Dysbalancen der einzelnen Belastungsrichtungen, die dann einseitige Überlastungen zur Folge haben, die sich zusehends verschlimmern.

Jede Belastung in eine bestimmte Richtung sollte durch eine entsprechende Belastung in die andere Richtung wieder ausgeglichen werden. Stell Dir bitte einmal kurz vor, die Schwachstellen Deines Bewegungsapparates wie z.B. Deine Lendenwirbelsäule oder Deine Schultern wären mit einfachen Blechdosen vergleichbar. (Das ist natürlich weit entfernt von der Realität, aber dennoch wollen wir diese Vorstellung wegen ihrer Einfachheit einmal kurz als Bild verwenden.) Indem nun Druck oder Zug auf diese Dosen ausgeübt wird, werden sie dadurch ein- oder ausgebeult. Solange dies alles gleichmäßig geschieht, treten auch keinerlei Beschwerden auf.

Wenn nun jedoch einzelne Bewegungen überwiegen und andere hingegen wiederum gar nicht ausgeführt werden, dann verformt sich die Dose dauerhaft und führt auf diese Weise zu einer negativen Beeinflussung des Bewegungsapparates, was wiederum Haltungsprobleme, Schmerzen und Bewegungseinschränkungen zur Folge hat. Ein gewichtiger Teil der Rückenbeschwerden und Gelenkprobleme geht auf derartige Dysbalancen der Bewegungsrichtungen zurück.

Rabiate Behandlungsmethoden wie das altbekannte Einrenken, Spritzen oder sogar Operationen sind heute an der Tagesordnung. Nichtsdestotrotz helfen diese Maßnahmen den meisten Leidtragenden langfristig überhaupt nicht, was ja auch verständlich ist. Derartiges Vorgehen behandelt schließlich nur durch äußere Eingriffe die Symptome, sprich die einseitige Ein- oder Ausbeulung der Dose(n). Die Ursachen jedoch, die sich hinter dem einseitigen Lebens-, Arbeits- und Trainingsstil verbergen und wiederum zu den entsprechenden Dysbalancen der Bewegungsrichtungen führen, werden dadurch überhaupt nicht angetastet. Die notwendige Aufklärung zur Vermeidung zukünftiger Probleme findet dabei gar nicht statt.

Manchmal hat man den Eindruck, dass die jeweiligen Mediziner und »Sonstwiepraktiker« es entweder selber nicht besser wissen oder ihnen ihr Einkommen wichtiger ist. Auf jeden Fall ist es sehr beschränkt, nur an Symptomen herumzudoktern. Was bringt es schon, eine verbeulte Dose von einem belebten Platz aufzuheben, auszubeulen und sie dann ins gleiche Menschengetümmel zurück zu werfen? Daran verdient nur einer. Patienten sind dem Arzt immer noch die liebsten Menschen. Bei dieser Kundentreue könnte sich manch anderer Dienstleister eine Scheibe abschneiden. Aber Deine Gesundheit geht vor. Umgehen kannst Du dieses Problem, indem Du Dir die Beweglichkeit Deines gesamten Körpers erhältst und auch trainierst, sprich die Variationen der großen Mehrgelenksübungen in so vielen Winkelstellungen und Bewegungsrichtungen ausführst wie möglich. Dass ich dabei immer vom größtmöglichen Bewegungsumfang spreche, setze ich als selbstverständlich voraus und ja, das gilt auch für die Kniebeuge.

Lass Dich dabei nicht von angeblich wissenschaftlichen Meinungen beirren. Jahrelang wurde propagiert, dass es schädlich sei, tiefer als parallel zu beugen und nun verkünden neueste Forschungen, dass es am schädlichsten sei, die Bewegung bei der Parallelstellung der Oberschenkel zum Boden abzubremsen und auch das wird sicherlich bald wieder in Frage gestellt werden. Je früher Du lernst, dass Wissenschaft nicht objektiv ist, sondern sogar sehr menschlich, desto besser für Dich. Lass Dich von Studien und Forschungen nicht beunruhigen. Vertrau lieber Deiner Intuition sowie auf das, wozu Dein Körper unter normalen Umständen fähig ist und das ist in diesem Fall zu 100 % die Tiefkniebeuge.

In manchen Kulturen sitzt und isst man ein Leben lang in der tiefen Hocke. Das ist eine völlig natürliche Haltung. Die Beugung des Kniegelenks jedoch mittendrin zu unterbrechen, nur weil wir in unserer Kultur auf Stühlen sitzen, ist alles andere als natürlich. Gelenkprobleme und Einschränkungen der Beweglichkeit sind die Folge. Wenn es um Natur geht – und der Mensch ist Natur pur – dann sollte man sich nicht immer die Zivilisation zum Vorbild nehmen. Sie lernt erst seit ein paar tausend Jahren aus ihren Fehlern, die Natur schon seit mehreren Millionen Jahren. Wer hat wohl mehr Erfahrung?

3.9 Sei wissbegierig

Solange Du nicht selbst weißt, was zu beachten, was zu vermeiden, was notwendig und was überflüssig ist, kann nicht von zielgerichteter Entwicklung, sondern nur von wahllosem Umherirren die Rede sein. Hier mal ein paar Kilogramm zunehmen, dort ein paar mehr auflegen, im Großen und Ganzen jedoch nichts Besonderes. Ein paar Leistungsschübe unterbrochen von langen Durststrecken. Doch damit ist jetzt Schluss. Oder soll das etwa Dein Leben sein? Dieses beständige Hin- und Herwandern im Land der durchschnittlichen Entwicklung kann doch nicht wirklich Dein Ernst sein?!

Die Schwächen des Willens folgen Dir nicht nur und hemmen dadurch Deine Entwicklung. Sie sind in Dir, ein Teil von Dir, arbeiten aber gegen Dich. Sie bremsen Dich in allem aus, was Dir wichtig ist. Es liegt einzig und allein in Deiner Verantwortung, dies zu ändern. Dafür musst Du jedoch wissen, wie dies möglich ist. Du musst wissbegierig sein, dabei aber immer pragmatisch bleiben.

Verzettel Dich nicht. Nie im Detail verlieren. Immer den Überblick behalten. Im Leben geht es nicht darum, eine wandelnde Enzyklopädie zu sein, die alles auswendig weiß. Wissen allein hilft Dir nicht weiter. Dass etwas logisch ist, bedeutet nur, dass es in sich selbst schlüssig ist, aber noch lange nicht, dass es auch auf die Welt anwendbar ist. Ein System kann also absolut logisch sein und vollkommen vernünftig klingen, aber das muss noch lange nichts bedeuten.

3.9.1 Wissen ist Kraft

Es gibt viele Arten von Wissen. Uns geht es jedoch vor allem um produktives Wissen. Nicht das bloße Wissen an sich ist nützlich. Erst die Erfahrung, die man damit macht, wird von Nutzen sein. An ihr kannst Du ermessen, welches Wissen produktiv ist und welches nicht. Das ist die wahre Richtschnur für richtig und falsch. Auf das richtige Verständnis kommt es nämlich an. Du musst wissen, wie Du aus Deinem Wissen Macht machst. Erst dann wird aus Wissen nicht nur Macht, sondern auch Kraft. Genau darum geht es auch hier in diesem Buch.

Viele Bücher sind nichts weiter als bessere oder schlechtere Enzyklopädien. Sie geben dem Leser vor, was er zu wissen, denken und glauben hat. Doch das richtige Verständnis wird nicht vermittelt. Hier geht es nicht darum, Dir vorgefertigte Antworten und Lösungen aufzuzwängen. Dies ist sowieso nicht möglich. Ich kenne Dich ja überhaupt (noch) nicht. Hier geht es vielmehr darum, Dir das richtige Verständnis für Dein Trainingsleben zu vermitteln, auf dessen Grundlage Du selbst die Antworten und Lösungen für Deine Fragen und Probleme finden kannst, sollst und musst. Es ist eine Aufforderung zur Selbstständigkeit und Eigenverantwortlichkeit. Eine Motivation, die eigenen Schwächen rücksichts- und kompromisslos zu beseitigen und in Stärken zu verwandeln. Auf das Du selbst zur personifizierten Stärke wirst.

Neben Dir haben schon sehr viele andere erfolgreiche Athleten diesen Kampf gegen die eigenen Schwächen aufgenommen und sind dadurch bedeutend stärker geworden. Deine wahren Feinde sind nicht da draußen in der Welt. Sie sind in Dir drinnen. Es sind Deine Schwächen. Wenn Du sie besiegt hast, dann kann Dich nichts mehr besiegen.

Unwissenheit ist eine dieser Schwächen. Erst wenn Du die großen holistischen Zusammenhänge verstanden hast und weißt, worauf es wirklich ankommt, erst dann wirst Du die Entwicklung Deines Körpers willentlich beeinflussen können. Es ist dieses Wissen der tieferen Zusammenhänge und des Verständnisses, dass Du Dir aneignen musst. Du wirst es nicht von Wissenschaftlern erhalten, sondern von erfahrenen Athleten. Ich rede von den wenigen, die es geschafft haben, durch harte, ehrliche und konsequente Arbeit an sich selbst beständig die eigenen Schwächen zu erkennen, zu bekämpfen und zu Stärken zu machen. Ich rede von Pragmatikern, die sich durch langfristige Erfolge auszeichnen. Wenn Du überhaupt jemandem zuhörst, dann höre ihnen zu. Lerne von ihnen, beobachte ihre Lebens- und Vorgehensweise, ihren Umgang mit Problemen, ihre mentale Einstellung und ihre Auffassung vom Leben und der Welt. Rede mit ihnen und lies ihre Bücher.

Nur das Wissen, dass sich an der Realität messen lässt und sich in dieser bewährt hat, ist wirklich wertvoll. Finde es und nutze es. Bedenke dabei immer, dass es hierbei nicht um analytisches Fachwissen geht, sondern darum, wie Du selbst am besten herausfinden kannst, welche Vorgehensweisen möglich sind und welche davon Dir die besten Ergebnisse liefern.

Eine überragende Entwicklung zu erreichen und aufrecht zu erhalten ist nicht einfach, aber simpel. Schließlich sind weder Bodybuilding noch Powerlifting Wissenschaften. Es sind Lebenseinstellungen und Einstellungen wiederum sind eine Frage des Geistes, eine Angelegenheit des Willens. Wenn Du Mängel in Deiner Entwicklung hast, dann musst Du sie auch hier in Deiner Einstellung, in den Schwächen Deines Willens suchen und natürlich auch dort bekämpfen.

Hier in Deinem Geist liegen die wahren Ursachen begründet. Alles weitere sind nur Symptome. Weder Supplements noch Steroide, geschweige denn Wissenschaftler können Dir dabei helfen, geistige Schwächen zu beheben. Sie befassen sich alle nur mit den Symptomen, den körperlichen Erscheinungen. Vielen reicht das zwar, aber das ist nur eine halbseidene Lösung für oberflächliche Menschen. Was nutzt Dir ein starker und muskulöser Körper, wenn der Geist dahinter verkümmert und schwach ist?

Sei außerdem immer skeptisch, insbesondere bei den Sachverhalten, die Dir am selbstverständlichsten erscheinen. Exakt diese hinterfragen wir nämlich am wenigsten und oft steckt genau in diesem Verhalten unser Problem. Wenn in dem, was wir glauben, nämlich Schwachstellen und Fehler enthalten sind, dann hemmen sie unsere Entwicklung gravierend und das merken wir dann nicht einmal, da wir unser Versagen in allem anderen zu suchen bereit sind, nur nicht in dem, was wir derzeit glauben. Wer sich jedoch wirklich selbst beherrschen und einen starken Willen haben will, der sollte absolut alles in seinem Leben auf Schwachstellen untersuchen. Unsere größten Schwächen sind nämlich diejenigen, von denen wir momentan gar nichts wissen. Dies gilt auch für das, was wir zu wissen glauben. Wissen kann man nämlich nicht wissen, man kann nur daran glauben. Sei also offen für alles neue und für jede ernsthafte Kritik. Sei wissbegierig bedeutet in diesem Sinne: Sei kritisch und sei skeptisch in Bezug auf alles. Wenn nämlich überhaupt etwas gewiss ist, dann das, dass nichts gewiss ist.

Der Mensch muss aber an etwas glauben, um überhaupt zielgerichtet leben und handeln zu können; etwas, dass ihm einen Sinn, ein Ziel oder eine Maxime vorgibt. Er sollte aber tunlichst darauf achten und hinterfragen, an was er da überhaupt glaubt. Von diesem Glauben hängt nämlich alles andere ab. Das musst Du Dir unbedingt bewusst machen: Dein Glaube entscheidet darüber, wie Deine Welt aussieht und somit auch was Du aus Deinem Leben machen kannst. Sei dabei nicht zu engstirnig. Ebenso wie ein Fallschirm arbeitet nämlich auch der Geist nur dann, wenn er offen ist.

3.9.2 Fragen, Lesen und Beobachten

Die Gier nach dem Neuen entfesselt in jedem fortschrittsbewussten Menschen den Drang alles herauszufinden, was für ihn des Merkens würdig ist. So musst auch Du beständig voranschreiten und mit offenen Augen durch die Welt gehen. Der Erfolg kommt nicht einfach so bei Dir vorbei und klopft an Deine Tür. Du musst ihn suchen. Du musst ihn lernen. Von anderen Menschen und auch intuitiv von Dir selbst. Was hilft anderen weiter, was bringt Dich voran? Lerne! Lerne, solange Du lebst. Wer nicht mehr lernt, hat mit der Welt abgeschlossen und ist bereits tot. Leben ist nämlich keine Frage der körperlichen Existenz, sondern vielmehr eine der Motivation, Neugierde und Entwicklungsbereitschaft: eine Frage des Willens.

Wer fragt, der führt. Wer liest, wird klug. Wer beobachtet, macht nicht nur die eigenen Erfahrungen, sondern auch noch die von anderen. Also sei beständig aufmerksam. Deinem wachsamen Geist darf nichts entgehen. Selbst das kleinste Detail könnte von größter Bedeutung für Dich sein. Je mehr Du von der Welt verstehst, desto mehr wirst Du auch über das Wachstum und die Entwicklung Deines Körpers verstehen. Selbst die Erkenntnisse aus scheinbar nicht zusammenhängenden Gebieten verdichten sich mit zunehmendem Wissen zu einem einheitlichen Weltbild, welches allumfassende Prinzipien in sich zu vereinen scheint. Versuche diese grundlegenden Prinzipien und großen Zusammenhänge zu erkennen. In ihnen liegen mächtige Hebel verborgen. Apropos Hebel: Nicht nur in der Anatomie, sondern selbst in der Physik und auch in vielen anderen Wissenschaften findest Du nützliches Wissen, welches Du in die Umsetzung und Planung Deines Trainings, hier die richtige Technik, einfließen lassen kannst. Fasse jedoch – wie bereits erwähnt – nicht alles als unumstößliches Wissen auf. Eigne Dir so viel Wissen an, wie möglich und bring es dann in Erfahrung. Mache Dir bewusst, was das bedeutet: in Erfahrung bringen. Das bedeutet, dass Du es selbst testen sowie beurteilen und dadurch zu einem Teil Deiner Erfahrung, Deiner Weisheit machen musst. In gewissem Sinne ist dieser so wichtige Schritt der Wissensverarbeitung ein Veredelungsprozess, bzw. eine Maßanfertigung fremder Erkenntnisse auf Dich und Deinen Körper. So wird aus Wissen Macht. Die Macht, über Deine Entwicklung selbst zu bestimmen.

Genau dies ist der tiefere Hintergrund dieses Gebotes. Sei wissbegierig, um Dich selbst zu einem erfahrenen Menschen zu machen, der dadurch unabhängig vom Wissen anderer Menschen wird. Dieser Gedanke ist die Weiterführung des 6. Gebotes zur Aggressivität. Du kannst nur Verantwortung für Deine Entwicklung übernehmen, wenn Du auch einen entsprechenden Plan davon hast. In diesem Sinne: Sei Dein eigener Meister; denn zu viele Meister verderben den Kleister.

3.10 Sei charakterstark

»Faules Holz kann man nicht schnitzen.« Konfuzius [50]

Dein Wille ist der Steuermann, Dein Körper das Schiff. Du musst mit Deinem Schiff das erreichen, was Dir zu erreichen möglich ist. Du solltest Dich jedoch nicht allein mit dem Schiff beschäftigen. Es obliegt dem Steuermann, das richtige Ziel zu finden. Wenn er dies einmal geschafft hat, dann liegt es vor allem an ihm, dort auch hinzukommen. Er muss den besten Weg vorbei an all den Untiefen, Riffen und Strömungen finden, die ihm jederzeit zum Verhängnis werden können.

Nur wenn er hier in seinem Vorgehen nicht scheitert, nur dann wird er sein Schiff auch zu seinem vorbestimmten Ziel führen können. Du siehst also, dass alles vom Steuermann abhängt. Das Schiff ist nur das Mittel und nicht das Ziel. Dennoch beschäftigen sich die meisten ausschließlich mit dem Schiff. Sie träumen von allen möglichen Dingen, schmücken ihr Schiff mit goldenen Ankerketten, sorgen sich um dessen Farbe sowie die schönsten Vorhänge in den Kajüten und bangen darum, dass es auch ja das schönste Schiff ist, dass die sieben Weltmeere je gesehen hat, selbst wenn es ein Leben lang nur auf einem kleinen Baggersee seine Runden dreht. Aber ein festes Ziel außerhalb des Schiffes haben sie dabei nicht. Sie haben das Schiff mit dem Ziel verwechselt und wissen nichts von der Welt außerhalb des Schiffes, da ihr Horizont bereits an der Reling sein Ende findet. Sie schippern einfach nur hin und her, treiben lange Zeit vor sich hin und irgendwann werden sie auf eine Untiefe laufen oder einfach nur verrosten. Das haben sie nun davon. Sie haben ihren Steuermann verhungern lassen. Doch ohne diesen gibt es keinen festen Kurs und ohne Kurs auch kein Ziel.

Genau darum muss es Dir aber gehen. Du musst ein festes Ziel vor Augen haben und den bestmöglichen Kurs zur Erreichung desselben finden. Dein Körper ist dabei jedoch nur das Mittel. Gesundheit, Stärke und Muskulösität sind das Ziel oder liegen zumindest alle in einer Richtung. Sie sind höhere Werte des körperlichen Daseins und absolut erstrebenswert und das unabhängig vom derzeitigen Entwicklungsstand Deines Körpers. Jeder Körper hat Vor- und Nachteile und für den einen mag es schwieriger sein, diese Ziele zu erreichen, als für den anderen. Aber solange man einen Körper hat, solange kann man auch mit ihm arbeiten. Ebenso wie der Besitz eines Bootes es ermöglicht, ein Ziel anzusteuern, unabhängig davon, wo es sich gerade befindet, welche Farbe es hat und in welcher Werft es gebaut wurde.

Oft wirst Du dabei von Deinem Kurs abkommen. Aber das ist normal. Der Verlierer ist nicht der, der vom Kurs abkommt, sondern der, der dadurch sein Ziel aus den Augen verliert. Jedes Mal, wenn Du nämlich an Deinem Ziel zweifelst, verwandelt sich Deine gesamte Welt ins Negative, zur Schwäche hin. Dann verkommen Herausforderungen zu Hindernissen und Visionen zu Hirngespinsten.

Je erhabener Deine Ziele sind, desto größer ist auch die Gefahr, sie aus den Augen zu verlieren. Dies darf Dir jedoch nie passieren. Die meisten Menschen scheitern nicht, da sie nicht ausreichend Potential hätten, sondern weil sie ihr Ziel aus den Augen verloren haben. Es mangelt ihnen an der notwendigen Willensstärke, Beharrlichkeit und Konzentrationsfähigkeit. Wenn Du jedoch Dein Ziel immer fest im Auge behältst, dann wirst Du Deinen jeweiligen Kurs auch immer den entsprechenden Umständen anpassen können.

Wo ein Ziel ist, da ist auch immer ein Weg und wo zusätzlich ein Wille ist, da wird sich dieser Weg auch meistern lassen. Die meisten jedoch verlieren ihr Ziel immer wieder aus den Augen. Jeder Hafen ist ihnen wichtiger als das Ziel. Sie lassen sich von bunten Lichtern sowie anregenden Getränken und Speisen anlocken und gefangen nehmen. Sie leben nur für das kurzfristige Vergnügen und zerstören dadurch ihre langfristigen Erfolge. Sie sind wie Fliegen, die sich von der Süße eines im Raum hängenden Streifens anlocken lassen und dann darauf hängen bleiben. Was ihnen Spaß und Genuss verspricht, wird zu ihrem Verhängnis. Sie lassen sich zerreißen von all den kleinen und wertlosen Dinge unseres Daseins sowie den mannigfaltige Begierden und Gelüsten danach, die sie sich selbst erschaffen. Jeder Teil ihres Körpers will woanders hin, etwas anderes erleben. Sie kämpfen gegen sich selbst und alles, was sie dadurch erreichen, ist, dass sie nichts erreichen. Sie sind wie ein Haufen Esel, die alle ihrer eigenen Hartnäckigkeit folgen wollen, aber an den Schwänzen zusammen gebunden sind; dazu verdammt, auf der Stelle zu treten.

Auf dieser Stelle treten viele vermeintliche Athleten. Sie mögen zwar hart trainieren und sich angemessen ernähren, aber sie wollen zu viel, zu viel Verschiedenes. Bei ihnen gibt nicht der Steuermann, der Wille, den Kurs an. Nein, die Passagiere, die Triebe, Wünsche und Begierden, haben die Macht. Sie haben alle eigene Ziele und wollen alle auch genau jetzt zu diesem Ziel gebracht werden. Ein Schiff kann aber ebenso wenig wie Dein Körper verschiedene Ziele gleichzeitig ansteuern. Nur wenn es ein einziges festes Ziel mit einer klaren Richtung gibt, für das auch einzig und allein der Steuermann zuständig ist und wenn er zusätzlich alle Passagiere dazu motivieren kann, dieses Ziel anzustreben, dann erst wird aus Passagieren eine Mannschaft und erst dann wird man gemeinsam dieses Ziel auch erreichen, ohne dabei ständig vom Kurs abzukommen.

Dieser Steuermann ist Dein Wille. Er muss alles in Deinem Leben beherrschen und die Richtung vorgeben; denn nur wenn alle Teile Deines Körpers und Deines Geistes vereint an einem Strang ziehen, nur dann werden sie auch etwas bewegen können. Um dies jedoch zu schaffen, musst Du einen überaus starken Charakter entwickeln. Wenn es nämlich mühsam wird, auf dem eigenen Kurs zu verbleiben, da mannigfaltige Ablenkungen drohen, dann ist es einzig und allein eine Frage des Charakters, ob man weiterhin am eigenen Ziel festhalten kann oder der Schwäche des Körpers nachgegeben wird.

Das Fleisch ist bekanntlich schwach. Es ist einzig und allein der Wille, der es stark macht. Je stärker der Wille, umso stärker das Fleisch. Also sei charakterstark. Einzig und allein die Stärke Deines Charakters entscheidet über die Stärke Deines Körpers.

Charakterstärke ist »...eine Seelenverfassung, die auf Erkenntnis der Wahrheit bedacht ist, die kundig ist dessen, was man zu meiden und was zu erstreben hat, die den Wert der Dinge nicht nach einem eingebildeten sondern nach ihrem natürlichen Maßstab bestimmt, die den Geheimnissen des Weltalls nachspürt und allen Seiten der Tätigkeit desselben ihre volle Aufmerksamkeit schenkt, schneidig im Denken und Handeln, ebenso hochherzig wie tatkräftig, gegen jedes Wetter gefeit, sei es Sturm oder Sonnenschein, keiner Schicksalslaune sich beugend, erhaben über alle Zufälligkeiten und Vorkommnisse, von unvergleichlicher Schönheit und einer Selbstbeherrschung, in der sich Würde und Kraft vereinigen, besonnen und nüchtern, aller Leidenschaft und Furcht enthoben, von keiner Gewalt gebeugt, durch den Wechsel des Schicksals weder übermütig gemacht noch zu Boden gedrückt.« Lucius Annaeus Seneca [51]

Leistungsbereitschaft, Hingabe, Entschlossenheit, Autorität, Konsequenz, Beständigkeit, Überwindung, Courage, Wachsamkeit, Hartnäckigkeit und Verlässlichkeit: Sie alle fehlen überall dort, wo es auch an erfolgreicher Entwicklung fehlt. Der Wille zur Kraft wird Dich nicht nur zu einem starken, muskulösen und gesunden Körper führen. Er wird Dich insgesamt verbessern; sowohl Deinen Körper, als auch Deinen Geist. Es bedarf eines starken Charakters und einer festen Überzeugung, um langfristig schwere Gewichte heben zu können. Ebenso bedarf es dieser so enorm wichtigen Tugenden, um dem durchschnittlichen Leben und Training anderer Menschen den Rücken zu kehren und den eigenen Weg zu gehen. Doch dies wird kein Problem für Dich sein. Der Wille zur Kraft benötigt nie die Zustimmung anderer Menschen. Er macht alles aus eigenem Antrieb heraus, für sich selbst, weil er weiß, dass es richtig ist und nicht weil andere glauben, es sei richtig.

Genauso musst auch Du wissen, was Du willst. Dabei solltest Du Dich nie von anderen Menschen beeinflussen lassen. Auch wenn Sie Deine Ziele als abnormal, überzogen oder weltfremd betrachten mögen. Lass sie reden. Sie sind bereits zu sehr in ihrem Weltbild der Durchschnittlichkeit festgefahren, als dass sie überhaupt auch nur verstehen könnten, was ein Mensch mit seinem Potential alles erreichen kann. Versuche nicht zwanghaft sie zu verändern. Gehe Deinen Weg. Verfolge Deine Entwicklung. Lass Dich nicht ablenken. Sei all jenen ein Vorbild, die es bisher noch nicht gewagt haben, aus den Grenzen der Normalität auszubrechen und verpass all denen einen Denkzettel, die an dem Potential Deiner Entwicklung gezweifelt haben.

Sei charakterstark. Glaube mir, es gibt auf der großen weiten Welt nichts Bedeutenderes für einen Menschen, als einen hohen und starken Willen. Aus ihm erwächst alles andere, zu dem ein Mensch fähig ist. Sei selbstsicher. Steh für Dich alleine. Die Schwachen im Leben sind diejenigen, die immer auf den Entschluss und den Rat anderer angewiesen sind. Wer sich immer nur auf andere verlässt, wird nie lernen, sich auf sich selbst zu verlassen. Jedes Mal, wenn man sich die eigenen Entscheidungen von anderen Menschen abnehmen lässt, wird man dadurch schwächer. Es ist für den Willen so, wie es für den Körper wäre, wenn man jemand anders das Training machen ließe.

Wer immer nur durch andere gestützt wird, wird dadurch schwach und wird zu Fall kommen, wenn diese Stützen einmal nicht mehr da sind. So wie ein schmächtiger Baum, der im Schutz des Waldes gewachsen ist, durch den erstbesten Sturm hinweggefegt werden würde, wenn er plötzlich für sich allein stehen müsste. Ein Baum hingegen, der für sich alleine auf freier Fläche aufgewachsen ist, ist eine Zierde für die ganze Landschaft. Seine Wurzeln sind tief und fest, sein Stamm groß und stark und seine Krone überaus majestätisch. Welcher Baum willst Du sein?

Ebenso wie es jedem Baum von seiner Natur her möglich ist, groß und stark zu werden, so ist es auch jedem Menschen möglich. Es hängt nur von den Umständen ab, in denen er wächst. Der Baum kann sich diese nicht aussuchen. Der Zufall entscheidet, ob er zu einem Opfer oder Günstling des Schicksals wird. Du jedoch kannst Dein Schicksal in die Hand nehmen und die Umstände Deines doch so kurzen Lebens so einrichten, dass sie für die Erreichung Deines Zieles am günstigsten erscheinen. Du musst nur lernen, Dir selbst und der Kraft Deines Willens zu vertrauen. Wirf die Halbherzigkeit Deines Daseins über Bord und gib endlich Vollgas. Dann kannst Du alles erreichen, was auch bereits andere ehrliche und aufrichtige Menschen erreicht haben und womöglich noch mehr. Also worauf wartest Du noch?

Wenn Du heute nicht für Deine Entwicklung kämpfst, dann wird sie auch morgen noch auf dem gleichen Stand sein wie gestern. Jeder neue Morgen schenkt Dir eine neue Möglichkeit, endlich einmal das eigene Leben in die Hand zu nehmen und jeder weitere Abend gibt Dir die Möglichkeit, Rechenschaft über Deinen Tag abzulegen. Was hast Du an diesem Tag richtig gemacht und was falsch? Wirst Du am morgigen Tag weniger Fehler begehen und noch besser werden?

Das ist Entwicklung: Jeden einzelnen Tag bewusst zu leben und ihn nicht ungenutzt verstreichen zu lassen. Jeder einzelne Tag, jede einzelne Handlung und jeder einzelne Augenblick besitzt das Potential, Dein gesamtes Leben zum Positiven zu verändern. Warte nicht einfach nur auf derartige Chancen. Da kannst Du lange warten. Nutze diese Chancen, indem Du sie Dir selbst erschaffst. Nimm Dir Dein Leben. Nimm es in Deine Hand. Sei aggressiv.

Mache alles so, als ob es das Letzte wäre, was Du in Deinem Leben machen wirst. Mache es nicht nur gut. Mache es besser. Perfektioniere es. Beginne jetzt in diesem Moment z.B. mit der Optimierung Deiner Körperhaltung. Diese ist nicht nur ein Spiegel der inneren Geisteshaltung eines Menschen, sie kann diese auch beeinflussen. Probiere es aus und Du wirst sehen, wie stark sich die mentalen und die körperlichen Aspekte Deines Selbst gegenseitig beeinflussen. Einzig und allein in derartig aufrichtigem und bewusstem Handeln liegt der Schlüssel für eine konstant erfolgreiche und lebenswerte Entwicklung.

Alles, was Du dafür benötigst, steckt bereits in Dir. Das Potential zu wahrhaft großer Stärke und Gesundheit sowohl Deines Körpers, als auch Deines Geistes sind eine Möglichkeit Deines Wesens und es liegt ausschließlich an Dir, diese Möglichkeit zu realisieren. Das Potential eines

Menschen in seiner ursprünglichen Form gleicht einem ungeschliffenen Diamanten. Erst wenn dieser, ebenso wie der menschliche Charakter, geschliffen wird, beginnt er wahrhaft zu leuchten. Jeder Mensch besitzt ein derartiges Potential zu einer überaus herausragenden Entwicklung. Nur die wenigsten nutzen es jedoch. Viele lassen ihren Diamanten nicht nur ungeschliffen, sie ziehen ihn sogar noch in den Dreck und beschmutzen ihn dadurch. Wie steht es um Dich, um Dein Potential? Nutzt Du es überhaupt ausreichend oder lässt auch Du es verkommen?

3.10.1 Die Würde Deines Charakters

Deine Gedanken werden zu Deinen Handlungen, Deine Handlungen zu Deinen Gewohnheiten, Deine Gewohnheiten zu Deinem Charakter und Dein Charakter zu Deinem Schicksal. Ebenso wie ein einziger fauler Apfel bereits den ganzen Apfelkorb verderben kann, so musst auch Du es lernen, Dich bereits den schlechten und hemmenden Anfängen zu erwehren und alles, was Deinen Charakter zu vergiften droht, frühzeitig abwenden. Ansonsten wird es um sich greifen und alles weitere beschmutzen, sobald es nur Fuß gefasst hat. Also reinige Deinen Willen von jeder Art der Nichtswürdigkeit.

Du musst absolut geradlinig sein; in allem, was Du machst und denkst. Nur so wirst Du Dich nie selbst verleugnen und innerlich zerfressen. Das Falsche und Unwürdige ist nämlich weder vereinend noch sich selbst treu. Es wechselt beständig vom einen Standpunkt zum anderen und widerspricht sich selbst. Was sich aber in Widerspruch zu der Würde Deines Charakters befindet, ist falsch und unberechenbar. Es ist eine Schwäche. Alles, was Dich nur kurzfristig mit Lust und Spaß erfüllt, hat keinen Wert. Nur die Erlebnisse und Tätigkeiten, die Dich in Deiner Entwicklung voran bringen, sind von wahrhafter Bedeutung. Sie sind der Quell echter Freude und tiefer Erfüllung. Einzig und allein die hingebungsvolle Beständigkeit und Würde des eigenen Charakters legt Zeugnis von wahrer Größe ab. Die Würde hat festen Bestand. Die Ablenkung ist nur von kurzer Dauer, ebenso wie ihr Gewinn.

Konfuzius sprach: »Sei immer treu, zuverlässig und aufrichtig. Hab keine Freunde, die Deiner nicht würdig sind.« [52]

Ebenso wie auch bei den bereits erwähnten Äpfeln kann bereits ein einziger unwürdiger Freund Dein gesamtes Leben verderben. Schließlich ist jeder Deiner Freunde auch ein Teil von Dir. Messe ihn dabei immer an seinen Taten und nicht nur an seinen Worten. Seine Taten sind auch Deine Taten. Mitgefangen, mitgehangen. Du musst Dich mit ihm identifizieren können. Wenn Dir dies jedoch nicht möglich ist, wie kann er dann Dein Freund sein?

»Hältst du aber einen für Deinen Freund, dem Du nicht ebenso vertraust, wie Dir selbst, so ist das ein starker Irrtum, der von ungenügender Kenntnis wahrer Freundschaft zeugt.« Lucius Annaeus Seneca [53]

3.10.2 Die Notwendigkeit zur Härte gegen Dich selbst

Du solltest Dir einen wahrhaft aus der

Masse herausstechenden und willensstarken Menschen als Vorbild auserse-hen. Er kann Dir dabei helfen, beständig Herr über Deine Schwächen zu sein und nicht ihr Knecht. Oft lassen wir unseren Schwächen nämlich erst dann freien Lauf, wenn wir glauben, unbeobachtet und allein zu sein. Dabei ist bereits dieses Verhalten wiederum eine weitere Schwäche. Es geht doch überhaupt nicht darum, wie man anderen Menschen im Umgang mit den eigenen Schwächen erscheint. Vielmehr geht es um einen selbst. Wer seine Schwächen nur vor der Öffentlichkeit verbirgt, wird in Wahrheit von ihnen beherrscht. Er lebt hinter einer Maske und ist mehr Schein als Sein. So wird er seine Schwächen nie los. Durch Konfrontation legt man Konflikte bei und nicht durch Verheimlichung.

Du solltest all Deine Schwächen ablegen und dies beginnt vor allem in der Einsamkeit im aufrichtigen Umgang mit Dir selbst. Wenn Du es schaffst, auch dort würdevoll und stark zu sein, wo Dich niemand sieht, dann erst wirst Du Deine Schwächen beherrschen und zu Stärken machen können.

Der soeben angesprochene Mensch, der für Dich den Charakter des Vorbildes verkörpert, soll Dir dabei zur Hilfe gereichen. Stell Dir vor, dass er Dich beständig während Deines gesamten Lebens begleitet und insbesondere dann, wenn Du alleine bist, ein wachsames Auge auf Dich hat, um zu überwachen, ob Du auch dann der Meister Deiner Schwächen bist, wenn Du nur Dir selbst Rechenschaft abzulegen hast. Auch wenn Du Dir selbst noch derartige Blößen zumuten würdest, vor ihm könntest Du es nie. Er steht immer hinter Dir. Er ist der Hüter und Aufseher Deiner Stärken. Derjenige, der Deine Stärken hochhält, wo Du schwach zu werden drohst. Wenn Du somit noch nicht für Dich alleine stark sein kannst, so tue es für ihn. Auf dass Du durch ihn bald selbst zu einem derartigen Vorbild wirst. Mache alles korrekt und würdevoll. Nicht, weil die Handlung selbst dies verdient hätte. Nein, weil Du es verdient hast.

Die Option des Scheiterns, der Aufgabe und der irrtümlichen Ablenkung von Deinem Weg sind Dir nicht gegeben. Sie dürfen nicht einmal möglich für Dich sein. Sie sollten Dir ebenso fern sein wie dem Wüstennomaden die Schneeballschlacht. Streiche sie aus Deinem Vokabular.

Auch das Wort »Entschuldigung« ist nur ein weiterer Begriff für einen schwachen Charakter. Sorge dafür, dass es für Dich zu einem Fremdwort wird. Wer sich andauernd für alles entschuldigt, anstatt es richtig zu machen, leidet an einem schwachen Willen. Er steht sich selbst im Weg, indem er dort nach Canossa kriecht, wo er aufrichtig voranschreiten sollte. Auf diese Weise trägt er nicht gerade zu seiner Befindlichkeit bei.

Charakterstärke ist nämlich ein direkter Indikator für die Gesundheit Deiner gesamten Person. Je korrekter und würdevoller Dein Charakter ist, desto besser wird es auch um Dich insgesamt bestellt sein. Schließlich ist es der Charakter, der Dich vor schädlichen Einflüssen schützt. Ist er stark, so prallt alles andere an ihm ab. Er ist die Schutzweste Deiner Persönlichkeit und Deines Körpers. Umso stärker er wird, desto undurchlässiger wird er auch für all die niederen Schwächen des menschlichen Daseins. Diese wiederum entstehen vor allem dadurch, dass die Menschen dazu neigen, immer alles von anderen zu fordern, von sich selbst aber nur wenig. Du jedoch solltest nicht so viel von anderen Menschen erwarten. Was Du vom Leben erwartest, musst Du vor allem von Dir selbst fordern, ansonsten wirst Du es nie erhalten. Nicht durch Härte gegen andere, sondern nur durch Härte gegen sich selbst wird man hart.

Die Besten sind nicht diejenigen mit den herausragendsten Genen, Talenten oder Mitteln, sondern diejenigen, die am härtesten und beharrlichsten an sich arbeiten. Wer unerbittlichen Einsatz zeigt und bereit ist, würdevoll und ehrlich an der Realisierung der eigenen Vision zu arbeiten, ist mir lieber, als jemand, dem dies alles in den Schoß fällt. Die harte Arbeit schleift nämlich nicht nur den Körper, sondern auch den Charakter wie einen Diamanten. Derjenige hingegen, der seine Ziele zu leicht erreicht, durchwandert diese Charakterschule nicht. Seine Persönlichkeit ist nicht auf dem gleichen Entwicklungsstand wie sein Körper. Er ist zurückgeblieben.

Kein Ziel, das es wert ist, angestrebt zu werden, wird ohne harte Arbeit errungen. »Denn eure Belohnung liegt nicht so sehr in der Erfüllung als in der Anstrengung und in dem Kampf und all den guten Eigenschaften, welche sie hervorbringen.« Eugen Sandow [54]

3.10.3 Die Beherrschung Deines Selbst

»Nicht was, sondern wie man es erträgt, darauf kommt es an.« Lucius Annaeus Seneca [55]

Um dich herum kann der größte Sturm toben. Solange Du mit Dir selbst im Reinen bist und Dich zu beherrschen weißt, ruhst Du auch in Dir selbst. Sobald Du jedoch die Beherrschung über Dich verlierst und Dich von jedem x-beliebigen Sturm mitreißen lässt, gerätst Du aus seinem friedlichen Zentrum, seinem Auge, mitten hinein ins größte Getöse, hin zu all dem Schmutz und dem Unrat, den er bereits aufgewirbelt und mit sich gerissen hat. Indem Du Dich jedoch mit derartigem Schmutz abgibst, wirst Du selbst zu Schmutz. Nur wenn Du es lernst, Dich nicht von derartigen äußeren Einflüssen aus Deiner Mitte reißen zu lassen, wirst Du Dich erfolgreich um Deine eigene Entwicklung kümmern können und nicht zum Spielball der Gewalten verkommen.

Nicht immer kannst Du Dir die Umstände aussuchen, aber, ob Du ihr Freund oder Knecht bist, das schon. Wenn Du lernen willst, Dein gesamtes Leben zu kontrollieren, dann musst Du vorerst lernen, Dich selbst zu kontrollieren. Schließlich kann und wird alles, was Du nicht im Griff hast, Dich im Griff haben. Du solltest somit immer dafür sorgen, dass die Beherrschung Deines Selbst so umfassend wie möglich ist. Sie birgt nämlich enormes Potential. Du kannst nun einmal nicht alles kontrollieren, was Dir widerfährt, aber Du kannst immer kontrollieren, wie Du darauf reagierst. Wenn Du dies erst einmal gelernt hast, dann wird Deine Entwicklung auch Deinem Willen folgen und nicht dem Zufall oder Schicksal.

»Nicht die Ereignisse, die uns widerfahren, spielen danach die entscheidende Rolle für die Färbung unserer Gedanken und Gefühle, sondern die dadurch ausgelösten Selbstgespräche, Kommentare, Selbststatements. Es liegt demnach an unserer Bewertung, ob ein Vorgang für uns zum Problem wird oder nicht. Wer die Kontrolle über seine Eigenkonversation behält, gewinnt sie auch über seine Gedanken und Gefühle. Da die Emotionen aber vielfältige hormonale und vegetative Veränderungen des Organismus zur Folge haben, ist es möglich, die sonst als autonom geltenden Nervenprozesse auch auf diese Weise zu beeinflussen.« Fritz Stemme & Karl-Walter Reinhardt [56]

Normalerweise unterliegen wir dem Irrtum, dass wir auf ein Erlebnis an sich reagieren, aber meistens reagieren wir nur auf unsere zumeist bereits unbewusst gefärbte Wahrnehmung desselben. Gut, schlecht, schön, hässlich, erfreulich, traurig usw. sind subjektive Attribute und die Wahl dieser liegt in Deiner Hand. Du wirst die Welt immer nur so sehen, wie Du sie auch sehen willst. Wenn Du es lernst, diese Bewertungen bewusst durchzuführen, dann gibt es nichts Schlechtes und Hemmendes mehr für Dich in dieser Welt, solange Du es nicht als so etwas anzuerkennen bereit bist. Sowohl Deine geistige als auch Deine körperliche Befindlichkeit hängen somit einzig und allein von Deiner mentalen Einstellung ab. Du alleine hast die Macht über Dein gesamtes Leben und demnach auch über die Entwicklung desselben. Diese liegt voll und ganz in Deinem Einflussbereich und folglich auch in Deiner Verantwortung.

»Denn in einem Selbstgespräch führe ich mir eben dies zu Gemüte, daß nichts schwer sei, was man leicht nimmt, und daß nichts des Ärgers wert ist, wenn man nicht selbst dem Ärger Nahrung gibt.« Lucius Annaeus Seneca [57]

*

4. Die Stärke des Seins

Die Frage nach dem Sinn des Lebens ist eine der wichtigsten, die sich ein Mensch nur stellen kann. Nichtsdestotrotz neigen viele Menschen dazu, einfach nur so vor sich hinzuleben, anstatt sich mit dem Sinn ihrer Existenz zu beschäftigen. Das fällt ihnen schließlich auch nicht schwer. Wir Menschen sind Meister darin, uns ein Leben lang so intensiv mit Nebensächlichkeiten aufzuhalten, dass es wie im Fluge an uns vorbeimarschiert. Von der Wiege bis zur Bahre leben wir nur für den Schein und nur die wenigsten legen dabei Wert auf das Sein. Wir leben in durchdachten und geordneten Gesellschaftssystemen, wohnen in ordentlich konstruierten Häusern und leben ein von vorn bis hinten durchorganisiertes Leben mit all den Pflichten, Aufgaben, Hobbys, Leidenschaften, Berufen und Glaubensrichtungen, die uns vermitteln, dass wir alles unter Kontrolle und den großen Plan vom Leben und der Welt hätten. Alles scheint so selbstverständlich und gut organisiert.

In Wirklichkeit ist all dies, all diese Selbstverständlichkeit, all diese Sicherheit nichts weiter als eine große Illusion, die wir uns selbst erschaffen haben und beständig aufrecht erhalten, um unserem Leben den Anschein des Sinnes zu verleihen. Aber was wissen wir wirklich über den Menschen und seine Existenz auf der Erde, an ihrem Platz in unserem Sonnensystem, in unserer Galaxie, in unserem Universum?

Wir haben keine Ahnung. Wir mögen zwar über ein gewisses naturwissenschaftliches Grundwissen über das Universum verfügen. Aber ebenso wie beim Training geht es nicht darum. Es geht um das richtige Verständnis, um den tieferen Sinn und die großen Zusammenhänge.

Wir mögen wissen, wie wir heißen, wo wir geboren sind und unter welchen Umständen wir leben. Wir mögen das theoretisch auch Generation für Generation bis hin zur ersten biologischen Regung auf unserem Planeten zurückverfolgen können. Wir mögen die weitere vorzeitige Entwicklung auch bis zum Urknall verfolgen können, doch dann bricht all das Wissen, all die Folgerichtigkeit, all die Kausalität, all die Selbstverständlichkeit in sich zusammen. Was kommt dann? Was war vor dem Anfang? Gab es überhaupt einen Anfang? Warum gab es einen Anfang? Warum existiert überhaupt etwas und nicht vielmehr nichts? Was soll das ganze Kasperletheater überhaupt, wenn alles, was besteht, sowieso wieder vergeht? Wie sollen wir handeln? Was dürfen wir glauben? Was können wir wissen? Gibt es ein Ziel, eine Bestimmung oder zumindest einen triftigen Grund unserer Existenz? Was hat all unser Denken, Glauben und Handeln überhaupt für einen Sinn, wenn wir sowieso irgendwann sterben und vergessen werden? Wenn die Sonne einmal verglüht und all das Leben auf unserem Planeten und in unserem Sonnensystem von der kosmischen Dunkelheit, Kälte und Stille des allumfassenden Nichts verschluckt sein wird, was hat es dann überhaupt für eine Bedeutung, was früher einmal da war, wo jetzt nichts mehr ist und sehr wahrscheinlich auch nie wieder etwas sein wird? Aus unserem Blickwinkel mag dies Schicksal zwar in ferner Zukunft liegen, aber in Anbetracht der kosmischen Unendlichkeit sind selbst Jahrmillionen nichts weiter als ein Wimpernschlag im Augenblick der Zeit.

Je größer der Maßstab ist, aus dem wir unsere Welt betrachten, desto kleiner wird die Bedeutung menschlicher Aspekte. Die Erde ist für das Universum kaum von Bedeutung. Sie ist nicht mehr als ein kosmisches Staubkorn in der Raumzeit. Wir Menschen neigen dazu, uns ernster und wichtiger zu nehmen, als wir in Wirklichkeit sind. Wir sehen uns als den Nabel der Welt an, dabei sind wir nichts weiter als eine einzelne Zelle im kosmischen Organismus, ein Sandkorn am Strand der Unendlichkeit.

Wenn die gesamte Erde mit einem Fingerschnipsen verschwinden würde, dann wäre das kein herber Verlust für das Universum, sondern nur eine von vielen Veränderungen. Für uns jedoch würde eine ganze Welt untergehen. Unsere Welt. Die Welt unserer Einbildung. Wenn man dabei die enorme Diskrepanz zwischen der Bedeutung unseres Planeten für das Universum und für uns selbst bedenken mag, dann erkennt man relativ schnell, dass es ganz allein in unserer Hand liegt, was wir als wichtig erachten und was nicht. Bedeutung ist schließlich immer subjektiv. Aus diesem Grund soll es hier um das einzig wirklich Wichtige für denjenigen gehen, der sich für die Nutzung seines Potentials, für das Leben des Wachstums und Voranschreitens entschieden hat.

Es geht hier um Werte. Um Werte, die uns die Natur unentwegt vorlebt. Werte, die sich einzig und allein auf das Sein beziehen und nicht auf die künstlichen Scheinwerte des Habens, die in der menschlichen Gesellschaft seit je her Hochkonjunktur haben. Im Gegensatz zum Wert des Seins, der für das gesamte Universum von Bedeutung ist, ist das Haben, das Besitzen nichts weiter als eine Erfindung und Täuschung der Menschen selbst. Alles im Universum ist, aber nichts hat. Besitz ist nur eine Einbildung, eine Konstruktion, ein Konsens und somit eine gewaltige individuelle und globale Selbsttäuschung.

Die zehn Gebote dieses Buches vermitteln Dir nur eine einzige und umso klarer verständliche Botschaft: Sei!

Sei holistisch, sei beharrlich, sei progressiv, sei konzentriert, sei evolutionär, sei aggressiv, sei ernährungsbewusst, sei nachhaltig, sei wissbegierig und sei charakterstark. So wie alles wirklich Wertvolle stehen diese bedeutenden Aspekte des Seins jedem Menschen zur Verfügung. Sie liegen im Potential seiner Natur. Sie gehören zu seinem Wesen. Er muss sie nicht erst kaufen. Nichts von wahrem Wert kann man sich kaufen. Man muss es sich erarbeiten. Man muss es sich verdienen. Man muss es erobern. Der Mensch jedoch neigt dazu, seine Priorität auf das Haben zu verlegen und nicht auf das Sein. Dies ist der Grund dafür, dass es so viele Menschen mit überaus viel Geld gibt, die dennoch in Wahrheit sehr, sehr arm sind. Sie sind schwach, verkümmert und zurückgeblieben. Sie haben auf das falsche Pferd gesetzt. Sie haben in ihr Haben investiert und nicht in ihr Sein. So werden sie zwar viel haben, aber nur wenig sein. Sie haben es versäumt, sich auf das Wesentliche im Leben zu besinnen und das, was ohne Bedeutung ist, weggleiten zu lassen. Ich aber will Dir heute vermitteln, was das Wesentliche im Leben, was von wirklicher Bedeutung ist. Du kannst es anhand eines ganz simplen Unterschiedes erkennen und zwar überall und zwar sofort.

Ebenso wie erfolgreiches Training, ist auch die erfolgreiche Lebensführung vom Prinzip her sehr simpel. Vielen fällt es jedoch nicht leicht, auch wirklich simpel zu sein. Sie erkennen nicht, worauf es wirklich ankommt: Auf den Unterschied zwischen dem Wertvollen und dem Wertlosen. Diesen erkennt man daran, dass alles Wertlose durch seinen Gebrauch abnutzt und alles Wertvolle durch seinen Gebrauch wächst und sich weiter entwickelt. Das Wertlose wird zusehends schlechter und geht irgendwann kaputt. Das Wertvolle hingegen wird immer besser und besser. Das eine baut ab, das andere baut auf. Dies ist die Moral von der Geschichte, die das Training in die Form unseres Seins zu gießen vermag. Kann es eine simplere Unterscheidung geben? Leider neigt der Mensch dazu, den Wert einer Sache mit seinem Preis zu verwechseln. Was jedoch wirklich wertvoll ist, sind die Fähigkeiten, Eigenschaften, Stärken und Beziehungen eines Menschen. Je mehr er diese nutzt, desto stärker und besser werden diese Aspekte seines Seins. Alles, was er jedoch nur besitzt, wird durch Benutzung abnutzen und beständig weiter abbauen, bis es schlussendlich kaputt ist. Das eine ist Leben und Wachstum in Reinform. Das andere ist tote Materie und wird es auch immer bleiben. Zum größten Teil ist das, was Millionen von Fabriken tagtäglich über den Erdball speien, um diejenigen Begierden zu decken, die ohne die Werbung überhaupt nicht vorhanden wären, nichts als Ballast, mit dem wir verblendeterweise die Leichtigkeit unseres Seins erschweren, anstatt sie damit zu bereichern.

Alles Sein ist Leben und alles, was lebt, wächst, wenn es gefordert wird. Deshalb sollten wir die Menschen, die uns wichtig sind, Menschen, die wir lieben, nicht einfach nur besitzen wollen, denn dadurch gehen sie nur zugrunde. Wir müssen sie fördern, indem wir sie fordern. Erst dann werden auch sie wirklich leben und somit auch ihre Beziehung zu uns. Am Widerstand wächst man nicht nur, man wächst dadurch auch zusammen.

Alles, was wachsen kann, ist wertvoll und hat Zukunft. Alles, was durch Nutzung abnutzt, hat keinen wahren Wert und wird vergehen. Schätze deswegen nur das hoch, was sich durch Nutzung verstärkt: Deine Fähigkeiten, Dein Charakter, Deine Stärken, Deine Gesundheit, Deine

Beziehungen, Deine Entwicklung, Dein Selbst: Dein Sein.

Es geht nicht darum, etwas zu haben, sondern darum, jemand zu sein. Es kommt nicht darauf an, was Du hast, sondern wer Du bist und was Du kannst.

Das Haben selbst ist gar kein eigenständiger Aspekt der Welt neben dem Sein. Es ist nur eine Schwäche Deines Seins. Vor allem aber gilt es, Deinen Schwächen zu entsagen. Sie entkräften Dich, verweichlichen Dich und fordern viel zu viel Potential von Dir. Um dieses Potential aber muss es Dir gehen. Ferner sind die Ablenkungen der Oberflächlichkeit zu verachten, sie sind der Irrweg ins Verhängnis der Knechtschaft. Auf wertlose Dinge und was sonst die Entwicklung erschwert, darfst Du keinen Wert legen. Nennenswerte persönliche Entwicklung sowohl des Körpers, als auch des Geistes lässt sich nicht umsonst erwerben. Schätzest Du sie hoch, so musst Du alles andere gering schätzen.

4.1 Die Schwäche des Habens

»Du bist nicht Dein Job. Du bist nicht das Geld auf Deinem Konto, nicht das Auto, das Du fährst, nicht der Inhalt Deiner Brieftasche und nicht Deine blöde Cargo-Hose.« Tyler Durden [58]

Derjenige, dem das Haben wichtiger ist als das Sein, stellt die Welt der materiellen Dinge über seine eigene persönliche Entwicklung. Dabei strebt er nicht nach dem Besitz dieser Dinge, weil sie wertvoll wären. Nein, sie erscheinen nur deswegen wertvoll, weil auch alle anderen nach ihnen streben. Dafür verantwortlich ist das weit verbreitete, aber irrtümliche Verständnis von Armut. Alle Welt ist der Ansicht, dass Armut etwas mit Besitzverhältnissen zu tun habe. Dies ist jedoch nicht der Fall. Vielmehr ist es auch hier eine Frage der Einstellung, des Willens, wie bereits Seneca wusste: »Nicht wer zu wenig hat, sondern wer mehr begehrt, ist arm.« [59]

Man ist nicht reich, wenn man viel hat, sondern wenn man genug hat. Somit kann auch derjenige reich sein, der nichts hat, aber auch nichts weiter haben möchte. Diogenes dem großen Zyniker sei Dank! Dieser Philosoph der griechischen Antike legte weder Wert auf weltliche Dinge noch auf gesellschaftliche Konventionen. Er soll in einer Tonne auf dem Marktplatz von Athen gewohnt und nichts außer sich selbst und seiner Weisheit besessen haben. Plutarch berichtet, dass einst Alexander der Große diese schier unglaubliche Unabhängigkeit, Freiheit und Weisheit auf die Probe stellen wollte. Er stellte sich vor die Tonne des Diogenes und sagte ihm, dass er sich alles wünschen könne, was er nur wolle. Diogenes nahm dieses Angebot gerne an und wünschte sich von dem großen Herrscher in respektlosem Ton, dass er ihm aus der Sonne gehen soll.

Auf diese Weise begegneten sich die beiden reichsten Männer der damaligen Zeit. Diogenes der Philosoph war reich durch Verzicht und Alexander der Große war reich durch Besitz. Nun wollen wir einmal sehen, wer wirklich reich gewesen ist und wer nur zum Schein. Der unbedarfte Betrachter würde sicherlich zu Gunsten Alexanders entscheiden. Schließlich besaß dieser ein ganzes Königreich. Doch was trieb diesen wohl zu dem Ausspruch, dass er, wenn er nicht Alexander wäre, am liebsten Diogenes wäre? Er wusste nämlich, was den Reichtum Diogenes wirklich ausmachte und eines war ihm sicherlich auch klar: Besitz belastet.

Diogenes war selbst die Quelle seines Reichtums, er musste nie Angst vor dem Verlust seines Reichtums haben. Niemand konnte ihn stehlen. Alle Dinge die man nämlich besitzt, sind nicht Teil ihres Besitzers. Sie sind nur bei ihm und alles, was bei einem ist, kann man auch wieder verlieren. Was man jedoch selbst ist, das kann einem nicht genommen werden. Der Reichtum des äußeren Besitzes ist somit nur ein minderwertiger Ersatz für inneren Reichtum und droht zusätzlich beständig verloren zu gehen: »Wenn das Gefühl der Sicherheit auf dem beruht, was man hat, dann ist Angst vor dem Verlust des Besitzes die unausbleibliche Folge.« Erich Fromm [60]

Wer sich über seinen Besitz definiert, dessen Seelenruhe ist nicht nur beständig durch drohende Verluste in Gefahr, auch die Menschen, die ihn umgeben, lösen Argwohn in ihm aus. Wer nämlich Wert auf Besitz legt, hat oft auch Freunde, die Wert auf Besitz legen.

Was im Klartext soviel heißt, dass ihnen der Besitz im Ernstfall wichtiger erscheinen wird, als die Freundschaft selbst: »Anfang und Ende stehen notwendig in Einklang miteinander. Wer die Freundschaft begonnen hat des Nutzens wegen, der wird sie auch aufgeben des Nutzens wegen. Wenn er an der Freundschaft irgend etwas wertvoll findet außer ihr selbst, so wird er auch etwas wertvoll finden, was mit ihr im Widerstreit steht.« Lucius Annaeus Seneca [61]

Wer sich folglich etwas aus Besitztümern macht, der wird sich nie sicher sein können, ob diejenigen, die sich als seine Freunde ausgeben, in Wirklichkeit nur aus kaufmännischer Berechnung bei ihm sind, weil sie auf einen persönlichen Vorteil hoffen. Sobald sie diesen für sich wittern, werden sie ihn schamlos verraten. Die Menschheitsgeschichte ist voll von derartigen Geschehnissen und vielleicht hast Du dies bereits auch am eigenen Leib erlebt.

Wer demnach das Haben an oberste Stelle setzt, wird immer um seinen Besitz fürchten müssen und zusätzlich wird er sich nie sicher sein können, wem er vertrauen kann. Ein solcher Mensch kann alles verlieren. Seine gesamte Sicherheit, seine Stärke und der Großteil seiner Beziehungen sind nichts weiter als Illusion. Wenn man ihm all seinen Besitz bis aufs letzte Hemd nehmen würde, was jederzeit passieren kann, dann wäre er nach eigenen Maßstäben ein absolutes Nichts. Dann hätte er alles verloren, was ihn als Mensch ausmachen würde: Seinen Besitz.

Mit diesem würde er auch fast alle seine sogenannten Freunde verlieren sowie all seine Fähigkeiten und Möglichkeiten. In Wirklichkeit und hinter all dem Schein ist ein derartiger Mensch somit schwach, einsam und alles andere als reich. Tief in sich drinnen spürt er dies und will als Reaktion immer mehr besitzen, da ihm der Wunsch etwas Bestimmtes zu besitzen, mehr Lustgewinn verspricht als der Besitz selbst.

Wenn wir etwas erst einmal besitzen, bemerken wir nämlich oft, dass es überhaupt keinen besonderen Wert mehr für uns hat, es befriedigt uns nicht mehr wirklich. Wie kann jedoch etwas wirklich wertvoll sein, dessen scheinbarer Wert so unbeständig ist? Aus diesem Grund suchen die meisten Menschen beständigere Werte in noch größerem Besitz. Anstatt sich auf die wahren Werte des Seins zu besinnen, hasten sie einfach weiter, noch tiefer in die Sackgasse des Habens hinein. Sie wollen mehr, viel mehr. Doch arm ist, wie bereits erwähnt, genau derjenige, der immer mehr will und nicht derjenige, der wenig hat.

Natürlich geht es mir nicht darum, dass Du nun jeglichem Besitz abschwörst. Mir geht es darum, dass Du erkennst, wofür die Dinge wirklich da sind. Sie sind da, um einen bestimmten Zweck zu erfüllen. Darüber hinaus haben sie keinen Wert, außer demjenigen, den wir ihnen andichten. Es ist völlig egal, ob Deine Hanteln aus Eisen, Gold oder gar aus Platin sind. Hauptsache, sie dienen ihrem Zweck und das möglichst effizient. Alles andere ist unwichtig, überflüssig, zufällig, nicht notwendig und nur für die Menschen von Bedeutung, die den wahren Zweck aus den Augen verloren haben.

Also lerne Dein Augenmerk immer auf den Zweck eines jeden Dinges zu richten. Dann wirst Du auch lernen, das Überflüssige als solches zu erkennen. Oft verwechseln wir den Preis eines Gegenstandes nämlich mit seinem Wert. Ebenso oft zahlen viele Menschen hohe Preise für Dinge, die kaum einen Nutzen haben. Sie unterliegen dem Irrtum, dass diese Dinge einen Wert außerhalb ihres Nutzens hätten, der mit dem Preis identisch wäre. Dies ist jedoch nichts weiter als ein kollektives Hirngespinst. Menschliche Maßstäbe sind engstirnig und beschränkt. Du musst sie überwinden, Dein eigenes Leben leben. Du kannst nichts verlieren, außer Deinem Leben selbst. Aber wenn Du es nicht versuchst, dann hast Du es bereits verloren.

Wenn gewisse Menschen immer möglichst viele andere Dinge im Griff haben und besitzen wollen, ist das ein sicheres Anzeichen dafür, dass sie sich selbst überhaupt nicht im Griff haben. Weder ihr Geist noch ihr Körper gehorcht ihnen und somit wollen sie durch äußere Dinge ausgleichen, was sie innerlich nicht aufweisen. Ein schlechter Ersatz. Das höchste Gut ist es nämlich, sich selbst im Griff zu haben und mit sich selbst im Reinen zu sein. Die Welt um einen herum könnte in sich zusammenstürzen, wenn man selbst von gefestigter und ausgeglichener Konstitution ist. Doch was nützt die heilste Welt, wenn man selbst alles andere als vollkommen ist, sondern schwach, gebrechlich und abhängig?

Die wenigsten Menschen haben einen ehrlich erarbeiteten, leistungsstarken und schönen Körper. Aus diesem Grund bedecken sie ihn nur all zu gerne mit teuren Klamotten und kaschieren seine Schwäche durch Leistungsstärke in gekauften Gütern. Es wird denjenigen Menschen, die viel Energie und Aufwand in die Entwicklung ihres Körpers stecken, allzu oft angedichtet, dass sie etwas zu kompensieren hätten. Dabei ist vielmehr das Gegenteil der Fall. Diejenigen, die ihren Körper vernachlässigen, versuchen dieses Defizit in ihrem Leben durch äußerliche Dinge zu kompensieren. Was könnte man schließlich einem Menschen noch andrehen, der sowohl seinen Geist, als auch seinen Körper im Griff hat und ihn im Sinne von Ästhetik und Leistung fordert und fördert? Alles, was wahren Wert hat, verkörpert er bereits selbst. Mehr benötigt ein Mensch nicht, um Mensch zu sein. Alles andere ist reiner Überbau und für denjenigen Schlag von Mensch, der es versäumt hat sich selbst zu verbessern und weiter zu entwickeln. Doch all der Schein kann auf Dauer nicht täuschen. All zu oft steckt bekanntlich nur ein bleiernes Messer in einer goldenen Scheide. Dies ist reine Täuschung und alles andere als respektabel.

»Denn was wäre törichter, als an einem Menschen zu loben, was er nicht sich selbst verdankt? Ist es nicht geradezu verrückt, das zu bewundern, was im Handumdrehen auf einen anderen übergehen kann? Goldene Zügel machen ein Pferd nicht besser.« Lucius Annaeus Seneca [62]

4.2 Das Potential des Seins

Jeder Mensch trägt in sich das Potential jemand zu sein. Nur die wenigsten machen jedoch auch etwas daraus. Die meisten haben sich nämlich für den Weg des Habens entschieden. Für den falschen Weg. Sie leben das Leben, das ihnen von der Gesellschaft vorgelebt wird. Da sich mit dem Haben bedeutend mehr Geld verdienen lässt, als mit dem Sein, ist es diese Lebensweise, die in unserer freien Marktwirtschaft dem Konsumenten aufgedrängt wird. Wer sich jedoch vom Markt vorschreiben lässt, wie er zu leben hat, der ist mehr als nur schwach. Der ist erbärmlich. Wir können die Welt nur verändern, indem wir uns selbst verändern. Also gehe es an. Setze die richtigen Prioritäten.

Das Einzige, was bei einem Menschen wirklich zählt, worauf es wirklich ankommt, ist er selbst. Sein Charakter, seine Fähigkeiten und seine Stärken. Nur das zählt. Nur das ist die Möglichkeit, um würdevoll und aufrecht zu leben, bis in den Tod. Es ist die Möglichkeit, das eigene Potential zu nutzen sowie sich selbst und den eigenen Freunden ein Leben lang treu zu bleiben. Sage Dir, dass nichts als die persönlichen Fähigkeiten und Entwicklungen eines Menschen Bewunderung verdienen; sind diese selbst groß, so ist für ihn nichts anderes groß.

Wenn Dir Krafttraining wirklich etwas bedeutet, Du den tieferen Sinn dahinter verstanden und persönlich erlebt hast, was es in einem Menschen verändern kann, dann wirst Du spüren, dass alleine diese Orientierung des Lebens die einzig wahre ist: »Folge diesem Drang Deines Herzens, der Dich der besten Lebensgestaltung nähert unter Verachtung jener vermeintlichen Güter, denen die Menge nachjagt.« Lucius Annaeus Seneca [63]

Nur wenn Du selbst alles, was Du erreichen möchtest und kannst in Dir selbst verwirklichst, nur dann wirst Du wirklich glücklich, mächtig und unabhängig sein. Schließlich ist derjenige der Glücklichste, der des äußeren Glückes nicht bedarf, derjenige der Mächtigste, der sich selbst beherrscht und derjenige der Unabhängigste der an nichts anderes gebunden ist, außer sich selbst.

*

5. Schlussworte: Die Philosophie des Werdens

»Die Philosophie ist keine handwerksmäßige Kunstfertigkeit und bietet nichts zur Schaustellung Geeignetes. Ihr Wesen liegt nicht im Wort sondern in der Handlung. Sie dient nicht dazu, einen Tag in angenehmer Unterhaltung hinzubringen und die Qual der Langeweile los zu werden: sie formt und bildet den Geist, ordnet das Leben, regelt unsere Handlungen, zeigt uns, was zu tun und zu lassen ist, sitzt am Steuerruder und lenkt das Schiff durch die Fährnisse des Wogenschwalles. Ohne sie kann niemand ohne Zagen, ohne Sorge leben. Jede Stunde bringt Unzähliges, was Rat erfordert, der nur von ihr geholt werden kann.« Lucius Annaeus Seneca [64]

Ich bin der festen Ansicht, dass nur derjenige in seinen Trainingsbestrebungen wirklich erfolgreich sein wird, der auch eine entsprechend leistungsorientierte Lebensphilosophie verinnerlicht hat, die er auf sein gesamtes Leben übertragen kann. »Regel dein Leben ein für alle Mal nach einem festen Grundsatz, und mache ihn zur gleichmäßigen Richtschnur für alle Lebenslagen.« Lucius Annaeus Seneca [65]

Wenn man nichts hat, wofür es sich lohnt zu sterben, hat man dann überhaupt etwas Wertvolles, wofür es sich lohnt zu leben, etwas Wertvolleres, als das Leben selbst? Wer das nicht hat, der hat eigentlich auch keinen wirklichen Grund, um weiter am Leben zu bleiben, außer dem Leben selbst. Wer sich jedoch ans Leben klammert und keine darüber stehenden Werte oder Prinzipien hat, der wird weder ein aufrechtes noch ein würdevolles Leben führen können, da er bereit wäre, alles und jeden zu verraten, nur um sein eigenes Leben zu erleichtern und zu begünstigen. Wenn Du jedoch nicht einfach nur sein möchtest, sondern auch jemand werden willst, dann musst Du Grenzen überschreiten. Deine Grenzen.

»Für mich bedeutet Leben, beständig hungrig zu sein. Die Bedeutung des Lebens ist nicht einfach nur zu existieren, zu überleben, sondern voranzuschreiten, hinaufzusteigen, erfolgreich zu sein, zu überwinden.« Arnold Schwarzenegger [66]

Der große Wert dieser Selbstüberwindung liegt darin, dass sie für jeden einzelnen Menschen zugänglich ist. Jeder kann seine ursprüngliche Kraft vervielfachen und so stärker, konzentrierter, koordinierter und somit zu einem besseren, erfolgreicheren und erfüllteren Menschen werden. Wer sich dabei jedoch nur über schlechte Veranlagungen, unzureichende Genetik sowie hemmende Umstände beklagt und sich dadurch auch noch in seiner Entwicklung bremsen lässt, ist nichts weiter als ein armes Würstchen. Er hat überhaupt nicht verstanden, worum es wirklich geht.

Um Weltklasse zu sein, muss man nicht der beste aller Menschen sein; man muss sich beständig selbst verbessern und zwar durch ehrliche und harte Arbeit. Nicht jeder hat das Potential zum Superstar. Gerechtigkeit ist nun einmal kein Prinzip der Natur, sondern eine abstrakte Idee des menschlichen Denkens. Aber jeder hat das Potential zu unglaublicher Entwicklung sowohl seines Körpers, als auch seines Geistes. Anstatt jedoch dankbar für das einzigartige Potential zu sein, das einem die Natur verliehen hat, sind viele lieber unzufrieden damit. Solange sie diese Einstellung beibehalten, werden sie aber nie etwas Besonderes aus sich machen können. Sie werden auch weiterhin zu denjenigen Menschen gehören, die bisher noch nie den ernsthaften Versuch unternommen haben, ihr gesamtes Leben auf ein erstrebenswertes Ziel hin auszurichten. Im Vergleich zu dem, wozu sie mit der richtigen Willensstärke wirklich fähig wären, leben sie nur auf Sparflamme. In ihrem trägen Dämmerzustand nutzen sie nur einen geringen Bruchteil ihrer körperlichen und geistigen Ressourcen. Sie leben weit innerhalb ihrer Grenzen; so wie die Menschen des Mittelalters es nie gewagt hatten, die Grenzen des Meeres auszukundschaften, da sie Angst davor hatten, vom Rand der Erde zu fallen. Auch wenn dies aus unserer modernen Perspektive ziemlich beschränkt erscheinen mag, so war dies damals die Ansicht der breiten Masse. Majoritäteneinfluss und Autoritätsgläubigkeit sind keine Erfindungen der Neuzeit, sondern ein altbewährtes Produkt individueller und kollektiver Beschränkung.

Der Mensch hat sich seitdem wenig verändert. Auch heute herrscht in vielen Köpfen tiefstes Mittelalter. Einerseits sehnen wir uns alle nach Entwicklung, Wachstum und Perfektion, gleichzeitig bilden wir uns aber auch mannigfaltige Vorwände und Entschuldigungen ein, die uns daran hindern, diesen Sehnsüchten mit vollem Einsatz nachzugehen. In diesem Schwebezustand verleben wir nun Tag für Tag unsere Möglichkeiten, bis wir schlussendlich eines Abends im Bett liegen und uns zutiefst darüber ärgern werden, dass wir es nie geschafft haben, etwas aus unserem eigenen Potential zu machen.

Die Welt ist jedoch voller Möglichkeiten und die Grenzen, die uns vor der Verwirklichung dieser Möglichkeiten im Wege stehen, liegen fast zur Gänze in unserem Geist begründet. Du kannst scheitern, Du kannst Dich verlaufen, aber wer nicht einmal Anstalten macht, überhaupt loszugehen, der ist nichts weiter als ein Verlierer, ein Opfer seiner Schwäche, ein Zurückgebliebener aus eigenem Verschulden. Er wird nie auch nur irgendetwas Wertvolles erreichen. Und wenn er sich dann auch noch alle möglichen Entschuldigungen parat legt, wird er zusätzlich auch noch zum Heuchler. Er gibt vor, die Umstände seien an seinem Versagen schuld, dabei liegt dieses ganz allein in ihm begründet.

Du jedoch musst anders sein, besser sein, den aufrechten und würdevollen Weg wählen und gehen. Habe den Mut, Deine Träume zu leben. Lass Dich von nichts und niemandem davon abhalten, insbesondere nicht von Dir selbst. Bekämpfe Deine Schwächen. Mache sie zu Deinen Stärken.

5.1 Der Wille zur Kraft

Es gibt zwei Gruppen von Menschen: Diejenigen, für die Grenzen absolut sind. Sie halten sich an alle Gebote und Gesetze und stellen sie auch nie in Frage. Sie leben mit ihnen und in ihrem Rahmen. Sie wachsen auf, ecken nirgends an, durchgehen eine durchschnittliche Ausbildung oder ein vergleichbares Studium. Arbeiten den Großteil ihres Lebens in einem durchschnittlichen Job, gehen in Rente oder lassen sich pensionieren und leben mit ihrer Famile glücklich und zufrieden bis an ihr Lebensende.

Andererseits gibt es auch diejenigen, für die Grenzen nur temporär und relativ sind. Sie versuchen ständig den Raum ihrer Möglichkeiten zu erweitern, ecken überall an und lassen sich mit einem »Nein« oder einem »Unmöglich« nicht zufrieden stellen. Diese Menschen der zweiten Art sind für ein progressives Gewichtstraining wie geschaffen. Ihre mentale Einstellung ist absolut notwendig und grundlegend für den Umgang mit den eigenen Leistungsgrenzen. In ihren Augen gibt es in Wahrheit nämlich gar keine Grenzen, sondern nur Plateaus. Für sie ist Entwicklung grenzenlos.

Genau in diesem Verhalten schlummert das Potential, sich gegen die kollektive Trägheit der Masse durchzusetzen und auch dann noch ja zu sagen, wenn einem alles andere auf der Welt nein sagt. Sich selbst zu überwinden ist Fortschritt in Reinform. Genau in dieser Art Charakter steckt der Keim des Willens zur Kraft. Wer es nun auch noch schafft, dieses Potential sinnvoll einzusetzen, dem sind keine Schranken mehr gesetzt.

Der Mensch ist nicht mehr als sein Körper, seine Persönlichkeit, seine Fähigkeiten und seine Beziehungen. Alles andere ist nur Anhang. Viel zu viele Menschen versuchen in der äußeren Welt eine Ordnung zu errichten und den Schein der Kontrolle zu wahren, dabei sieht es in ihnen drin furchtbar aus. Wer es jedoch richtig machen will, sorgt erst einmal dafür, dass sein Innenleben, sein Körper und auch sein Geist, geordnet und gefestigt werden.

Es gibt unzählige Menschen, die in sich selbst den Drang zur Veränderung, zur Weiterentwicklung verspüren. Viele wissen anfänglich noch nicht, wie sie diesen Drang, diesen Impuls sinnvoll verwirklichen können. Wer jedoch den Weg zu hartem und progressivem Widerstandstraining gefunden hat, weiß instinktiv, dass dieser Weg der richtige ist. Von der Systematik her ist es genau das, worauf es ankommt: das Überschreiten von Grenzen. Auf diese Weise entsteht Wachstum und Stärke. Und dieser Ertrag ist umso größer, je mehr man dazu bereit ist, eigene Grenzen zu überwinden und sich voranzutreiben. Es geht darum, das eigene Leben zu nutzen, die geringe Zeit und das Potential, das man von Geburt an hat, nicht zu verschwenden. Es geht darum, dem eigenen Leben einen Sinn zu geben, sich für eine Richtung zu entscheiden und darum, diese Entscheidung kompromisslos zu verwirklichen.

Die Entscheidung zu einem Leben der Stärke und Entwicklung ist sicherlich nicht eine der schlechtesten. Meiner Meinung nach ist sie sogar eine der besten, wenn nicht die beste, mit der man den eigenen Körper konfrontieren kann. Der Weg, auf dem man den größtmöglichen Anteil des eigenen Potentials verwirklichen kann, ist allen anderen vorzuziehen. Und eines soll hier festgehalten werden: Es gibt ganz klar keine andere Tätigkeit in diesem Universum, welche das körperliche Potential eines Lebewesens ganzheitlicher fordert und fördert, als progressives Gewichtstraining in all seinen Facetten. Auch die daraus resultierende Schulung des eigenen Charakters ist nicht zu unterschätzen. An der Hantel lernt man bedeutend mehr über die Entwicklung und Stärkung desselben, als in all den Seminaren und Schulungen zu diesem Thema zusammen. Die Atmosphäre von Präsentationen, Flipcharts, Bürostühlen und Kaffeebechern ist nun mal gänzlich ungeeignet, um kompromisslos mit den eigenen Schwächen ins Gericht zu gehen. Vom Reden allein ist schließlich noch niemand stark geworden und das wird auch immer so bleiben.

5.2 Die Herausforderung Deines Lebens

»Im Ernst, wenn Du immer Grenzen an das legst, was Du tun kannst, ob körperlich oder irgendwo anders, dann wird sich dies auf Dein gesamtes Leben übertragen. Es wird sich auf Deine Arbeit, Deine Moral, Dein gesamtes Sein übertragen. Es gibt keine Grenzen. Es gibt Plateaus, aber dort darfst Du nicht verweilen, Du musst sie überwinden. Wenn es Dich umbringt, dann bringt es Dich halt um. Ein Mann muss seinen Horizont beständig erweitern.« Bruce Lee [67]

Öffne Deine Augen. Dein ganzes Leben ist nichts weiter, als eine gewaltige Herausforderung. Es ist nicht das Leben selbst, das lebenswert wäre. Es sind die Herausforderungen, die es lebenswert machen. Alles Wertvolle wird dadurch, dass es gefordert wird, zugleich auch gefördert und dadurch noch wertvoller. Indem Dich das Leben nun beständig mit Herausforderungen konfrontiert, fördert es Dich auch beständig auf diese Weise. Nun liegt es einzig und allein an Dir, diese Herausforderungen auch anzunehmen. Durch sie wirst Du immer stärker und Deine Schwächen immer schwächer.

Auf der Welt gibt es nichts Ehrlicheres und Direkteres als das Heben von Gewichten. Entweder kann man den Widerstand bewältigen oder nicht. Kaum einem Menschen kann man trauen, meistens nicht einmal sich selbst. Dem Gewicht kannst Du jedoch immer vertrauen. Stets wird es Dir klar vermitteln, wie stark oder schwach Du gerade bist und zwar für den Rest Deines Lebens. Anstatt in dem jeweiligen Ergebnis eigene und unumstößliche Leistungsgrenzen zu erkennen, gestattet es das biologische Potential eines jeden Menschen, sich selbst immer weiter zu entwickeln. Wer sich demnach für ein Leben mit Krafttraining entscheidet, entscheidet sich zugleich für ein beständiges Leben und Arbeiten am Limit der eigenen Fähigkeiten.

Diese Einstellung erlaubt es dem jeweiligen Individuum, seine eigene Leistungskapazität Schritt für Schritt zu erweitern. Da unser körperlicher und geistiger Horizont immer in Zusammenhang mit unseren persönlichen Fähigkeiten und Stärken steht, erweitert derjenige, der ernsthaft mit Gewichten trainiert, auf diese Weise beständig seinen Horizont. Er wird stärker, belastbarer, konzentrierter und koordinierter. Sehr schnell wird er sich an Belastungen gewöhnen, die ein Vielfaches der Lasten ausmachen, mit denen er in seinem Alltag konfrontiert wird. Auf diese Weise werden ihm die Widerstände des alltäglichen Lebens immer geringer vorkommen.

All das, was ihm vorher als anstrengende Notwendigkeit erschien, entwickelt sich zusehends zu einer Tätigkeit, die sich mit Leichtigkeit bewältigen lässt. War es früher eine enorme Last, so entwickelt sich in jeglicher Tätigkeit zusehends ein spielerischer Charakter. Schlussendlich entdeckt er das verborgene Entwicklungspotential in all den Widerständen seines Lebens. Anstatt diese weiterhin zu meiden, erkennt er in diesen immer mehr die Möglichkeit zu weiterer Entwicklung. Widerstände werden nun nicht mehr gemieden, sondern begrüßt und spielerisch angegangen. Aus Lasten werden Herausforderungen. Das Leben macht immer mehr Spaß und man selbst wird immer stärker, belastbarer und unabhängiger. Unser Leben ist sowieso angehäuft von Lasten und Widerständen. Es liegt an uns, wie wir mit diesen umgehen, ob wir ihr Freund oder ihr Sklave sind.

Außerdem gibt es nichts Faszinierenderes, als den Prozess des Wachstums und der Entwicklung am eigenen Körper zu erleben. Wer lernt, wie man trainieren sollte und am eigenen Körper nicht nur sieht, sondern auch fühlt, wie die eigenen Muskeln wachsen und sich auf ästhetische Art und Weise aus einer vorher plumpen Masse heraus formen, der vereint Künstler und Kunstwerk in einer Person. Er betritt das Reich, wo Kunst und Sport miteinander verschmelzen, wo Ästhetik und Leistung Hochzeit feiern.

5.3 Der Glaube an das eigene Potential

Die wahre Berufung eines Menschen liegt darin, das eigene Potential zu erkennen und zu verwirklichen. Dies ist nicht nur der tiefere Sinn des Lebens, es ist das pure Leben selbst. Alles andere ist sterben.

Ich glaube an das Training der Kraft und die Entwicklung des Selbst durch die Nutzung des eigenen naturgegebenen Potentials. Ich habe das Leben bereits aus vielen Perspektiven betrachtet. Langfristig waren sie aber alle keine Alternative für einen kritischen und unabhängigen Geist. Für einen Geist, der den tieferen Sinn seines Daseins und den Grund für den freiwilligen Verbleib in seinem Leben darin ausfindig gemacht hat, das eigene Potential zu erkennen und zu realisieren, so wie es hier in diesem Buch zur Verwirklichung des körperlichen Potentials beschrieben wird.

Nichts fordert und fördert die Entwicklung eines Menschen in höherem Maße als regelmäßiges und schweres Krafttraining. Man wächst daran genau in dem Umfang, wie man bereit ist, eigene Motivation dafür aufzubringen. Macht man einen Fehler oder lässt sich gehen, erhält man sofort die Rechnung in Form eigener Leistungseinbußen. Stark wird man durch Konzentration, Hingabe und Leistungsbereitschaft. Schwach wird man durch Trägheit, Laster und Fahrlässigkeit. Ernsthaftes Bodybuilding im Sinne von Eugen Sandow ist somit bei weitem nicht nur eine Schule des Körpers, sondern vielmehr eine, die das gesamte Leben eines Menschen auf Vordermann bringt und ihm eine feste und würdevolle Richtung verleiht.

Wer beständig am Ball bleibt, lernt seinen Körper dabei besser und inständiger kennen als jeder Mediziner und erlebt das Wunder von Leistungssteigerung und Wachstum direkter als jeder Biologe.

Darüber hinaus stärkt progressives Gewichtstraining den menschlichen Charakter auf eine ganz besondere Art und Weise. Hier erhält man nur das als Lohn, was man sich auch verdient hat. Darauf aufbauend lernt man, dass auch nur das wirklich wertvoll ist, was man sich selbst verdient hat, dass man nur auf eigene Leistungen stolz sein kann und nicht auf fremde oder zufällige Entwicklungen. So erfährt man was wahre Werte sind und das nicht durch realitätsfremde Vorstellungen irgendwelcher Theoretiker, sondern rein pragmatisch, durch eigene Erfahrung.

Mit dem Wachstum von Muskeln und Kraft verhält es sich grundlegend wie mit dem Wachstum eines Baumes. Es findet langsam, Schritt für Schritt statt. Dabei lernt man, dass das, was man kurzfristig erhält, nicht von wahrem Wert sein kann. Nur das, was langsam wächst und hart erarbeitet werden muss, nur das wird Bestand haben, nur das ist von wahrem Wert.

Es gibt wenig, was erhabener ist, als die eigene Persönlichkeit und Konstitution in ihrer Entwicklung beständig voranzutreiben. Für viele Menschen ist Entwicklung die Ausnahme. Für uns ist sie die Regel.

Das Training der Kraft ist nicht nur etwas für jugendliche Halbstarke, die dadurch ihr Ego aufpolieren wollen. Es ist viel mehr. Es ist eine Beschäftigung für das ganze Leben. Für uns gehört es zu unserer Existenz wie das tägliche Atmen. Es schult nicht nur den Körper, sondern auch den Geist. Es öffnet uns die Augen und hilft uns, das Wesentliche im Leben zu erkennen: Die Philosophie des Werdens durch den Willen zur Kraft.

Der Glaube versetzt Berge. Doch warum sollte man das glauben, was uns irgendwelche Leute an der Straßenecke mit einer Zeitschrift im Arm predigen wollen? Warum sollte man daran glauben, dass man für die eigenen Fehler erst nach dem eigenen Tode bestraft wird? Warum sollte man überhaupt an andere Personen oder Vorstellungen glauben, für die es keinerlei Beweise gibt? Warum beginnt man nicht endlich, auch für den eigenen Glauben eigene Verantwortung zu übernehmen, indem man ihn auf einem sicheren Fundament verankert? Warum glaubt man nicht an sich selbst sowie das eigene Potential und betrachtet die eigene Leistung als Maßstab für die Inständigkeit dieses Glaubens?

Ich glaube an das Training der Kraft, an charakterliche und körperliche Entwicklung. Ich weiß, dass ich existiere. Ich weiß, dass ich für jeden Fehler in meinem Verhalten und für jeden Verstoß gegen die zehn Gebote in meiner Leistungsfähigkeit unmittelbar bestraft werde und dass ich für richtiges Verhalten unmittelbar belohnt werde. In diesem Sinne gibt es nichts Unmittelbareres, als die Erfahrung der Entwicklungsprozesse des eigenen Körpers und Geistes, nichts Bedeutenderes, als die Nutzung des eigenen naturgegebenen Potentials. Erkenne Dein Potential. Jeder Mensch hat es. Auch Du. Wirst Du es nutzen? Hast Du den Willen dazu, den Willen zur Kraft?

* * *

Quellenverzeichnis

(* Übersetzung durch den Autor)

1. Nietzsche, Friedrich W.: Der Wille zur Macht. Voltmedia, Paderborn 2007, 651
2. Sandow, Eugen: Kraft und wie man sie erlangt. Verlag Th. Schäfer, Hannover 1993, 17
3. Sandow, Eugen: Kraft und wie man sie erlangt. Verlag Th. Schäfer, Hannover 1993, 25
4. Hackenschmidt, George: The Way To Live In Health & Physical Fitness. Strength and Health Publishing Co., York, PA 1935, 26 *
5. Brooks, D. Kubik: Dinosaur Training: Lost Secrets of Strength and Development. Brooks D. Kubik 2004, 122 *
6. King, Ian: Get Buffed II. King Sports Publishing, Rheno, NV 2002, 72 *
7. Schwarzenegger, Arnold: Arnold: The Education of a Bodybuilder. Simon & Schuster, New York 1993, 148 *
8. Seneca, Lucius A.: Philosophische Schriften. Vollständige Studienausgabe. Marix Verlag, Wiesbaden 2004, 4. Bd., 291
9. Seneca, Lucius A.: Philosophische Schriften. Vollständige Studienausgabe. Marix Verlag, Wiesbaden 2004, 4. Bd., 165
10. Nietzsche, Friedrich W.: Der Wille zur Macht. Voltmedia, Paderborn 2007 46
11. Tsatsouline, Pavel: The Naked Warrior. Dragon Door Publications, St. Paul, MN 2004, 54 *
12. Tsatsouline, Pavel: Power To The People. Russian Strength Training Secrets For Every American. Dragon Door Publications, St. Paul, MN 2000, 31 *
13. Rippetoe, Mark: Starting Strength. 2nd Edition. The Aasgaard Company, Wichita Falls, TX 2007, 152 *
14. Gießing, Jürgen: Das Muskelaufbautraining beim Bodybuilding. Eine kritische Analyse aus sportwissenschaftlicher Sicht. Tectum Verlag, Marburg 2007, 246
15. Brooks, D. Kubik: Dinosaur Training: Lost Secrets of Strength and Development. Brooks D. Kubik 2004, 7 *
16. Zatsiorsky, Vladimir M.: Krafttraining. Praxis und Wissenschaft. Meyer & Meyer Verlag, Aachen 1996, 100
17. Thibaudeau, Christian: Black Book of Training Secrets. Christian Thibaudeau 2003, 19 *

18. Tsatsouline, Pavel: Power To The People. Russian Strength Training Secrets For Every American. Dragon Door Publications, St. Paul, MN 2000, 10 *
19. Tsatsouline, Pavel: Power To The People. Russian Strength Training Secrets For Every American. Dragon Door Publications, St. Paul, MN 2000, 34 *
20. Tsatsouline, Pavel: Power To The People. Russian Strength Training Secrets For Every American. Dragon Door Publications, St. Paul, MN 2000, 39 *
21. Rippetoe, Mark: Starting Strength. 2nd Edition. The Aasgaard Company, Wichita Falls, TX 2007, 5 *
22. Saxon, Arthur in: Brooks, D. Kubik: Dinosaur Training: Lost Secrets of Strength and Development. Brooks D. Kubik 2004, 61 *
23. Tsatsouline, Pavel: Power To The People. Russian Strength Training Secrets For Every American. Dragon Door Publications, St. Paul, MN 2000, 19 *
24. Seneca, Lucius A.: Philosophische Schriften. Vollständige Studienausgabe. Marix Verlag, Wiesbaden 2004, 1. Bd., 19
25. Rippetoe, Mark: Strong Enough? Thoughts from Thirty Years of Barbell Training. The Aasgaard Company, Wichita Falls, TX 2007, 8 *
26. Brooks, D. Kubik: Dinosaur Training: Lost Secrets of Strength and Development. Brooks D. Kubik 2004, 137 *
27. Nietzsche, Friedrich W.: Also sprach Zarathustra. Alfred Kröner Verlag, Stuttgart 1941, 168
28. Seneca, Lucius A.: Philosophische Schriften. Vollständige Studienausgabe. Marix Verlag, Wiesbaden 2004, 4. Bd., 99
29. Seneca, Lucius A.: Philosophische Schriften. Vollständige Studienausgabe. Marix Verlag, Wiesbaden 2004, 3. Bd., 220
30. Seneca, Lucius A.: Philosophische Schriften. Vollständige Studienausgabe. Marix Verlag, Wiesbaden 2004, 4. Bd., 305
31. Schwarzenegger, Arnold: Arnold: The Education of a Bodybuilder. Simon & Schuster, New York 1993, 88 *
32. Confessore, Chris in: Arndt, Klaus; Biasiotto, Judd: Bankdrücken. Training & Techniken der weltbesten Bankdrücker. Novagenics Verlag, Arnsberg 2000, 92
33. Williams, Jim in: Arndt, Klaus; Biasiotto, Judd: Bankdrücken. Training & Techniken der weltbesten Bankdrücker. Novagenics Verlag, Arnsberg 2000, 66
34. Hackenschmidt, George: The Way To Live In Health & Physical Fitness. Strength and Health Publishing Co., York, PA 1935, 28 *
35. Lee, Bruce: Tao of Jeet Kune Do. Ohara Publications, Santa Clara, California 2003, 43 *
36. Lee, Bruce: Tao of Jeet Kune Do. Ohara Publications, Santa Clara, California 2003, 43 *

37. Maxick: Muskel-Beherrschung oder Körperentwicklung durch Willenskraft. Grethlein & Co, Leipzig 1914, 26
38. Gießing, Jürgen: Legendäre Trainingsprogramme. Muskelaufbau vom klassischen Bodybuilding bis zum HIT. Novagenics Verlag, Arnsberg 2009
39. Plessner, Henning in: Traufetter, Gerald: Intuition. Die Weisheit der Gefühle. Rowohlt, Reinbek bei Hamburg 2007, 104
40. Schneider, Eberhard: Krafttraining für Kung Fu und Karate. Wu Shu Verlag Kernspecht, Burg/Fehmarn 1993, 158
41. Ferrigno, Lou in: Joe Weiders Bodybuilding. Wilhelm Heyne Verlag, München 1991, 86
42. Nietzsche, Friedrich W.: Also sprach Zarathustra. Alfred Kröner Verlag, Stuttgart 1941, 121
43. Schneider, Eberhard: Krafttraining für Kung Fu und Karate. Wu Shu Verlag Kernspecht, Burg/Fehmarn 1993, 161
44. Brooks, D. Kubik: Dinosaur Training: Lost Secrets of Strength and Development. Brooks D. Kubik 2004, 57 *
45. Brooks, D. Kubik: Dinosaur Training: Lost Secrets of Strength and Development. Brooks D. Kubik 2004, 119 *
46. Rammstein: Zerstören. Lied aus dem Album *Rosenrot*, 2005
47. Loeffelholz, Christian von: Leistungsernährung für Kraftsportler. Strategien für Muskelaufbau, Fettabbau und optimale Regeneration. Novagenics Verlag, Arnsberg 2008, 62
48. Hackenschmidt, George: The Way To Live In Health & Physical Fitness. Strength and Health Publishing Co., York, PA 1935, 9 *
49. Seneca, Lucius A.: Philosophische Schriften. Vollständige Studienausgabe. Marix Verlag, Wiesbaden 2004, 4. Bd., 180
50. Konfuzius: Gespräche. Reclam Verlag, Leipzig 2008, 27
51. Seneca, Lucius A.: Philosophische Schriften. Vollständige Studienausgabe. Marix Verlag, Wiesbaden 2004, 3. Bd., 239
52. Konfuzius: Gespräche. Reclam Verlag, Leipzig 2008, 7
53. Seneca, Lucius A.: Philosophische Schriften. Vollständige Studienausgabe. Marix Verlag, Wiesbaden 2004, 3. Bd., 5
54. Sandow, Eugen: Kraft und wie man sie erlangt. Verlag Th. Schäfer, Hannover 1993, 27
55. Seneca, Lucius A.: Philosophische Schriften. Vollständige Studienausgabe. Marix Verlag, Wiesbaden 2004, 1. Bd., 6
56. Stemme, Fritz; Reinhardt, Karl-Walter: Supertraining. Mit mentalen Techniken zur Spitzenleistung. Econ Verlag, Düsseldorf 1989, 206

57. Seneca, Lucius A.: Philosophische Schriften. Vollständige Studienausgabe. Marix Verlag, Wiesbaden 2004, 4. Bd., 336
58. Durden, Tyler in: Fincher, David (Regie); Palahniuk, Chuck (Buch): Fight Club, 1999
59. Seneca, Lucius A.: Philosophische Schriften. Vollständige Studienausgabe. Marix Verlag, Wiesbaden 2004, 3. Bd., 4
60. Fromm, Erich: Haben oder Sein. Deutsche Verlags-Anstalt, Stuttgart 1976, 155
61. Seneca, Lucius A.: Philosophische Schriften. Vollständige Studienausgabe. Marix Verlag, Wiesbaden 2004, 3. Bd., 25
62. Seneca, Lucius A.: Philosophische Schriften. Vollständige Studienausgabe. Marix Verlag, Wiesbaden 2004, 3. Bd., 142
63. Seneca, Lucius A.: Philosophische Schriften. Vollständige Studienausgabe. Marix Verlag, Wiesbaden 2004, 3. Bd., 115
64. Seneca, Lucius A.: Philosophische Schriften. Vollständige Studienausgabe. Marix Verlag, Wiesbaden 2004, 3. Bd., 54
65. Seneca, Lucius A.: Philosophische Schriften. Vollständige Studienausgabe. Marix Verlag, Wiesbaden 2004, 3. Bd., 70
66. Schwarzenegger, Arnold: Arnold: The Education of a Bodybuilder. Simon & Schuster, New York 1993, 112 *
67. Lee, Bruce in: Little, John: The Art of Expressing the Human Body. Tuttle Publishing, North Clarendon, VT 1998, 23

*